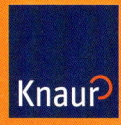

Christiane Wolff

Yoga des Herzens

Die Kraft der Liebe erleben

www.knaur-ratgeber.de

Inhalt

Vorwort — 4

Die Kraft der Liebe leben — 6

Sadhana der Achtsamkeit — 10
Meditation der Achtsamkeit — 13
Tönen – Vokalatmung — 14
Mudra und Mantra — 16
Den Horizont erweitern — 18
In Ruhe sammeln — 20
Behutsamer Rückzug — 22
Die Perspektive ändern — 26

Sadhana des Mitgefühls — 28
Namaste — 30
Dem Gegenüber zuwenden — 32
Die Nähe suchen — 34
Tanz der Heldin/des Helden — 36
Tanz mit dem Mond — 40

Sadhana der Freude — 42
Meditation zur Freude — 44
Atemerlebnis — 45
Aktivität als Herzensfreude — 46

Sadhana der Lust — 60
Meditation über den Partner/die Partnerin — 62
Atmung bis tief in das Becken — 63
Vitalität des Beckens — 64
Dialog mit dem Becken — 66
Geschmeidigkeit, Kraft und Anmut — 68
Im Beckenraum ruhen — 72

Sadhana der Liebe — 74
Meditation der Herzenswärme — 76
Sanfte Berührung des Herzens — 77
Weite im Herzen erfahren — 78
Herzliche Verbindung zwischen Fundament und Kopf — 80
Im Fluss der Herzensgüte — 82
Das Herz berühren — 84

Inhalt

Sadhana der Sinnlichkeit — 86

Meditation über sinnliche Gefühle — 88
Der kosmische Atem — 89
- Sinnliche Selbstmassage — 90 *(CD 8)*
Sich gefühlvoll wiegen — 92
Der Sinnlichkeit zuwenden — 94
Die Sinne balancieren — 96
Harmonisierende Drehung — 98

Sadhana der Zärtlichkeit — 100

Licht-Meditation über tiefe Gefühle — 102
Atemberührung — 103
- Tanz der Hände — 104 *(CD 10)*
Alles Hemmende abgeben — 108
Zarte Balance — 110
- Sich selbst lieben — 112 *(CD 9)*
Zärtliche Umarmung — 116

Partner-Yoga — 118

Sanftes Öffnen und Anlehnen — 120
Tanz zur Mitte — 122
In einem Boot — 124
Zwei Seiten – eine Schwingung — 126
Zu zweit baumstark — 128
T wie Teamwork — 130
Vertrauensvolles Anlehnen — 132
Zusammenstehen — 134
Als Duo auf den Kopf gestellt — 136
Liebe beflügelt — 138

Register — 140
Impressum — 142
Anleitung zur CD — 144

Vorwort

Folge dem Weg deines Herzens
Wie Sie im Detail Ihren ganz persönlichen Weg zu Ihrem Glück und zu Ihrer Liebe finden können, kann ich Ihnen leider nicht pauschal und auf Anhieb beantworten. Und die zahlreichen im spirituellen Supermarkt gehandelten Glücksverheißungen halten nur selten, was sie versprechen.

Auf jeden Fall bin ich fest davon überzeugt, dass Sie bei der sehnsuchtsvollen Suche nach Liebe und Glück viele Verirrungen und Verwirrungen umgehen könnten, wenn Sie für sich zulassen würden, konsequent dem Weg Ihres Herzens zu folgen. Dazu gehört für mich aber auch die Erkenntnis, dass alle Dinge, die uns umgeben, einzigartig sind. Wir müssen uns nur der Verbundenheit mit der Erde und allen Wesen wieder gewahr werden und uns viel Zeit reservieren, um empfindsam mit dem eigenen Herzen zu kommunizieren.

Als spannender und facettenreicher Übungsweg bietet Ihnen der Yoga viele wirkungsvolle Möglichkeiten, diese wesentliche Kunst eines glücklichen und geliebten Lebens wiederzuentdecken und ohne Umschweife wichtige Zugänge zu unserem inneren Wesenskern zu initiieren. Gegliedert nach unterschiedlichen Herzensqualitäten, fühlen und spüren Sie sich zunächst mit einer Meditation in die emotionale Thematik hinein. Mit der folgenden Atemübung erforschen Sie nach und nach alle Atemräume, entdecken seine gesamte Fülle und betreten eine sinnliche Brücke zwischen der Außen- und Innenwelt. In speziellen *Asanas*

(Körperhaltungen) und Yoga-Flows (auf den Atemrhythmus abgestimmte fließende Yoga-Positionen) lenken Sie Ihren aufmerksamen Blick auf äußere und innere Haltungen und steigern Ihre Achtsamkeit und Präsenz.

Die regelmäßige und engagierte Praxis dieser unterschiedlichen Yoga-Techniken wird dann zu einem *Sadhana* – einem inneren Dialog, einer tiefgreifenden Yoga-Erfahrung. Das sorgsame Kennenlernen persönlicher Haltungs- und Verhaltensmuster, die schrittweise Einbeziehung von Körper und Herz sowie Geist und Herz ermöglichen mehr und mehr, in die Achtsamkeit hineinzuwachsen und Einstellungen und Ansichten aus der Sicht des Herzens zu sehen.

Möge daher mein Buch Ihnen eine Hilfe sein, sich tiefer mit der Liebe zu verbinden, herzorientiert zu agieren und dann Ihren Herzensangelegenheiten kreativ Ausdruck zu verleihen.

Ihre
Christiane Wolff

Die Neigungen des Herzens

Die Neigungen des Herzens sind geteilt wie die Äste einer Zeder.
Verliert der Baum einen starken Ast, so wird er leiden,
aber er stirbt nicht. Er wird all seine Lebenskraft
in den nächsten Ast fließen lassen,
auf dass dieser wachse und die Lücke ausfülle.

(Kahlil Gibran)

Die Kraft der Liebe leben

»Liebe im Denken ist Wahrheit,
    Liebe im Handeln ist Rechtschaffenheit,
    Liebe im Fühlen ist Frieden,
    Liebe im Verstehen ist Gewaltlosigkeit.«

(Sathya Sai Baba)

Was gibt es Schöneres, als verliebt zu sein? Das Kribbeln der Schmetterlinge im Bauch zu spüren und nur darauf zu warten, den Geliebten zu sehen, zu fühlen, zu begehren und zu lieben. Mit diesem Gefühl glauben wir, alles ist machbar, denn die Liebe gibt uns unendliche Kraft. Doch es gibt leider auch die Kehrseite der Liebe: Von himmelhoch jauchzend zu Tode betrübt – wer kennt diese Gefühlsstürze nicht. Liebe kann somit auch zu einer Achterbahn werden, doch nur, wenn wir ihren Sinn falsch auslegen.

Der Anspruch, den wir an Liebesbeziehungen stellen, ist leider oft zu hoch. Liebe ist nicht allumfassend, kann nicht jeden ungeäußerten Wunsch erfüllen und ist nicht ständig Motor eines immerwährenden Glückszustands. Wenn wir glauben, dass der Traumpartner uns so liebt, wie wir gesehen werden wollen, unsere Schwächen aufwertet, die Fehler wegliebt, uns in den nie enden wollenden Rausch der Gefühle und den unerschöpflichen Fluss der Leidenschaft versetzt, dann ist der Absturz aus den rosa Wolken schon vorprogrammiert.

Wie kann die Lösung aussehen? Die Basis für einen liebevollen und achtsamen Umgang mit sich und in der Zweisamkeit zeigt Ihnen die jahrtausendealte Philosophie des Yoga. Wenn Sie regelmäßig die hier im Buch vorgestellten Yoga-Übungen ausführen, werden Sie Ihren Körper besser kennenlernen und spüren, was von Herzen kommt, was Ihnen guttun wird, was Sie fördert oder was Ihnen auch schadet. Durch diese Veränderung der eigenen Wahrnehmung lernen Sie die wahren Qualitäten des Herzens kennen: Achtsamkeit, Verständnis, Geduld und Liebe. Haben Sie diese erkannt, werden Sie zunehmend wieder sensibilisiert und empfindsam gegenüber sich und anderen. Die ideale Basis, um zu lieben.

Die Kraft der Liebe leben

In der Meditation und Yoga-Praxis können starke Gefühle und verborgene Ängste hochkommen. Lassen Sie diese zu. Nur wenn Sie Gefühle wie zum Beispiel Wut, Angst, Einsamkeit oder auch Sehnsucht durchleben, können diese sich auch verändern. Aus Wut wird Schmerz, Schmerz verwandelt sich zu Tränen, die Sie dann befreiend fließen lassen können. Aufsteigende Erinnerungen und Gefühle von Verlust können Ihren angestauten Panzer schmelzen lassen und damit die Befreiung einleiten. Aus dieser Weite des Herzens entwickeln sich dann die göttliche Kunst des Vergebens, die Fähigkeit des Verzeihens und des Mitgefühls.

Der Hatha-Yoga als jüngste und größte Yoga-Richtung basiert auf der tantrischen Sichtweise. Der Tantrismus ist eine philosophische Strömung, die sich auf der Grundlage des Buddhimus und des Hinduismus in Indien entwickelt hat. Nach dem Tantra-Weltbild sind Mikro- und Makrokosmos identisch. Die Bedeutung des Wortes *Tantra* (aus dem Sanskrit: »Gewebe, Kontinuum, Zusammenhang, Lehre«) versinnbildlicht die Philosophie: Alles steht zueinander in Beziehung und ist miteinander vernetzt und daher auch voneinander abhängig. Somit ist für den Tantriker alles mit göttlicher Essenz durchtränkt. Entsprechend ist auch die gesamte Mit- und Umwelt göttlich und heilig zugleich und stets paritätisch zu bewerten. Die höchste Erkenntnis, die Liebe, das Glück sind demnach nicht weit entfernte Ziele, die wir durch Opfer und Überwindung erreichen können. In jedem Herzen ist der göttliche Funke, das Besondere und Einzigartige, »*Atman*«, der Wesenskern, den es zu erfahren gilt. Jede Form von Energie geht auf eine Wechselwirkung zweier Polaritäten zurück, passiv und aktiv, männlich und weiblich, *Shiva* und *Shakti*. Der weibliche Aspekt – *Shakti* – wird Materie und Körper zugeordnet, das Bewusstsein und alle Geistesfähigkeiten *Shiva*, dem männlichen

Aspekt. Erfahrbar werden diese Prozesse und Wechselwirkungen zunächst auf körperlicher Ebene. Durch körperliche Yoga-Praxis, Hatha-Yoga, nähern wir uns somit dem Göttlichen und werden uns dessen wieder bewusst. Je ganzheitlicher wir den Körper erfahren, je mehr *Shiva* (Bewusstsein) *Shakti* (Körper) durchdringt, umso verbundener, zentrierter nehmen wir uns wahr. Die liebevolle Zuwendung ermöglicht den Ausgleich der Polaritäten, die Harmonisierung der »Sonnen-Energie« (die aktive, extrovertierte, verstandesbetonte Seite) und der »Mond-Energie« (die weibliche, passive, intuitive, gefühlsbetonte Seite), die jedem Menschen eigen sind. Ein Gefühl von Einheit – die Yoga-Essenz – kann aus diesem Umgang mit sich selbst entstehen.

Liebe und Mitgefühl sind das stärkste Band im Leben.

Uneigennützige Gefühle wie Güte, Toleranz und Freundlichkeit sind die einzigartigen Eigenschaften des Herzens, die die Welt verändern können, wenn wir sie mit anderen teilen können. Diese kostbare Eigenschaft des Herzens, zu berühren, zu verbinden, Liebe zu schenken, aber auch Dankbarkeit und Hingabe, machen die Fülle des Lebens aus.

> *»Es ist Liebe, wenn sie hält, aber nicht festhält,*
> *wenn sie schenkt, aber nicht besitzen will,*
> *wenn sie den anderen lassen kann, wie er ist,*
> *und ihn auch gehen lassen kann, wenn das sein Weg ist.«*

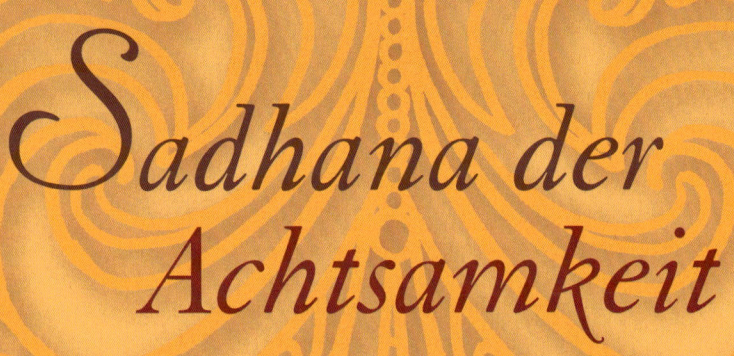

Sadhana der Achtsamkeit

»Je behutsamer ein Mensch handelt,
desto mehr werden andere Menschen
in seiner Gegenwart liebevolle Gefühle empfinden.«

(Patanjali, 2.35)

Um achtsam zu sein, müssen Sie vollkommen im Hier und Jetzt leben. Werden Sie sich mit Herz und Geist ganz und gar in diesem Augenblick bewusst. Im Buddhismus ist die Achtsamkeit als siebtes Glied des »achtfachen Pfades« und als »erster Faktor des Erwachens« von zentraler Bedeutung.

Die Meditation dient Ihnen als Übungsfeld, um den Moment mit allen Sinnen vorurteilslos zu erleben, Ihren Körper bewusst zu spüren, Gefühle zuzulassen, ihren Geist zu wecken, um direkt und unmittelbar zu sehen, was gegenwärtig und wahr ist. Die Kunst, die Rolle eines in sich ruhenden Zeugen einzunehmen und die Fülle des Augenblicks mit allen Gefühlen, Gedanken und Handlungen ohne Wertung wahrzunehmen, eröffnet Ihnen somit eine wunderbare Welt, mit sich selbst in Kontakt zu kommen. Dabei geht praktizierte Achtsamkeit weit über Konzentration hinaus. Um das Geflecht von Lebenserfahrungen zu entdecken und zu verstehen, muss das Sichzurückziehen aus der Welt mit Offenheit und Neugier verbunden sein. Ruhe und Konzentration werden ergänzt und vertieft durch die Freude am Hinterfragen der persönlichen Rolle in der Welt und durch das Erforschen des Selbst.

Auch westliche Therapiekonzepte nutzen Achtsamkeit als Mittel zur Stressreduktion, zur Behandlung von Persönlichkeitsstörungen, Sucht oder Depression. In der Gestalttherapie ist sie ein entscheidendes therapeutisches Element der aktiven Wahrnehmung von inneren Haltungen und des bewussten Erlebens.
Oberstes Ziel in der Praxis der Achtsamkeit ist, diese Bewusstheit zu einer das ganze Leben prägenden und durchdringenden Geisteshaltung zu machen.

Die Erkenntnis, dass unser Leben von Automatismen geprägt ist, dass ein Großteil des Lebens mechanisch verläuft, ist die erste und wichtigste Voraussetzung für eine Veränderung. Was geschieht wie im Halbschlaf? Und wann sind wir uns mit allen Sinnen bewusst, was wir tun, was wichtig ist und was in uns vorgeht?

Verliebt zu sein heißt vor allem, Achtsamkeit zu erfahren. Verliebte erleben jede Begegnung als unendlich aufregend und mit einer verfeinerten Wahrnehmung. Fröstelt es uns, so legt uns der andere fürsorglich seine Jacke über, der zufällig erwähnte Lieblingssong läuft bei der folgenden Einladung zum Essen im Hintergrund. Wir sehnen uns nach Verständnis und wünschen uns, dass sich der andere in jede Regung unserer Seele hineinfühlt. Später verliert sich diese Achtsamkeit leider häufig in der alltäglichen Paarroutine. Die liebevollen kleinen Notizen für den anderen verschwinden ersatzlos, der Jahrestag wird vergessen, und erst bei der Frage »Fällt dir gar nichts auf?« öffnet sich der Blick wieder für den romantisch gedeckten Frühstückstisch oder die neue Frisur.

Achtsamkeit ist der Schlüssel zur Liebe. Wenn Sie Ihrem Partner bewusst begegnen, mit allen Sinnen anwesend sind und die Sichtweisen und Erfahrungen des anderen genauso gelten lassen wie Ihre eigenen, schaffen Sie den Raum, in dem Geborgenheit entstehen kann.
Die sensible Wahrnehmung der Stimmungen und Empfindsamkeiten des geliebten Partners oder der Partnerin schafft im alltäglichen Ozean der Zerstreuung die Insel des liebevollen und respektvollen Miteinanders. Statt des stereotypen Abschiedskusses und des nichtssagenden »Schatz« ist die gelebte Kultur der Achtsamkeit das emotionale Band einer erfüllenden Beziehung.

Meditation der Achtsamkeit

Begeben Sie sich in einen aufrechten Meditationssitz Ihrer Wahl, und nutzen Sie jede Unterstützung, die Ihnen diese Haltung so angenehm und entspannend wie möglich macht. Setzen Sie sich auf ein Meditationskissen, kreuzen Sie beide Knie direkt übereinander, wählen Sie den Schneidersitz oder auch einen Stuhl.

- Sobald Sie Ihre Meditationshaltung gefunden haben, schließen Sie beide Augen, und lenken Sie Ihre Aufmerksamkeit von der Außenwelt nach innen. Nehmen Sie die Position eines Beobachters, einer Beobachterin ein, und werden Sie sich aller Gefühle, Gedanken und Empfindungen bewusst.
- Nehmen Sie alles emotionslos und wertfrei wahr. Auch alle Ablenkungstricks Ihres Geistes, die Widerstände, die auftauchen, nehmen Sie konsequent aus der Beobachtungsposition wahr – »Ich nehme Unruhe wahr«, » Ich nehme ein Jucken am kleinen Zeh wahr« ...
- Bleiben Sie mindestens 5 Minuten in dieser Haltung, üben Sie mehrere Wochen täglich. Nach und nach wird es Ihnen leichterfallen.

Was Sie lernen können:
Übertragen Sie diese achtsame Sichtweise mehr und mehr in Ihren Alltag. Überprüfen Sie Situationen, die Sie bis dato immer nur unter dem Aspekt der Wertung betrachtet haben. Erleben Sie diese Situationen neu, be- und verurteilen Sie sie nicht, und lernen Sie, sich nicht mit allem zu identifizieren und nicht alles persönlich zu nehmen.

Tönen – Vokalatmung
Erfahrung der Körperräume

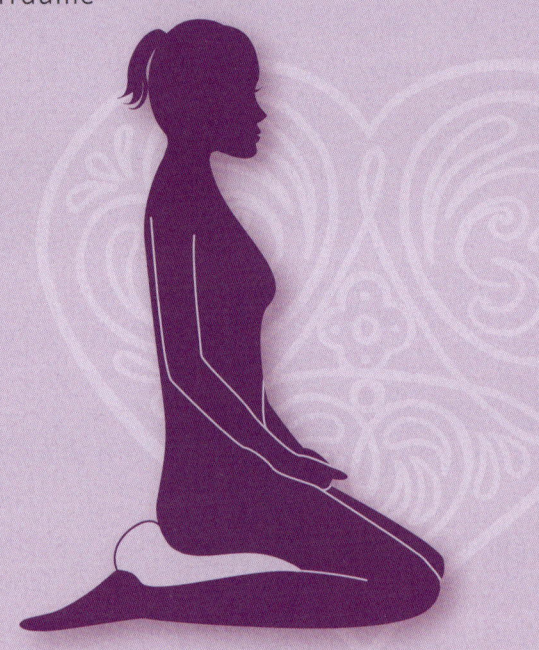

1 Ausgangsstellung: Kommen Sie in einen aufrechten Fersensitz. Zur Aufrichtung Ihres Beckens und zur Entlastung der Knie dient Ihnen entweder ein Meditationskissen, Yoga-Klötze oder eine gerollte Decke zwischen Ihren Unterschenkeln. Senken Sie beide Sitzbeinknochen in Richtung Füße, beide Beckenkammknochen sind horizontal ausgerichtet.

2   Entspannen Sie das Gesicht, und balancieren Sie den Kopf wie eine wertvolle Schale auf der Wirbelsäule aus. Legen Sie Ihre Hände in *Jnana-Mudra* – Daumen und Zeigefingerspitzen berühren sich sanft. Legen Sie die Hände entspannt auf den Beinen ab.
3   Schließen Sie Ihre Augen, und lenken Sie Ihre ganze Achtsamkeit und Ihre Sinne nach innen zu Ihrer Atmung.
4   Lenken Sie nun Ihre Aufmerksamkeit in den Unterbauch, und lassen Sie mit den folgenden drei Ausatemzügen den Vokal »U« erklingen.
5   Schenken Sie Ihrem Sonnengeflecht Aufmerksamkeit, und tönen Sie dreimal ausatmend »O«.
6   Konzentrieren Sie sich auf den Herzraum, und formen Sie dreimal »A«.
7   Fahren Sie in dieser Weise fort, und konzentrieren Sie sich nun auf den Kehlkopf, in dem Sie ein »E« ertönen lassen, und den Stirnraum, in dem ein »I« erklingen soll.
8   Legen Sie beide Hände vor das Herz in *Anjali-Mudra* (siehe S. 104) – die Gebetshaltung –, und spüren Sie den inneren Schwingungen nach. Lassen Sie abschließend die Hände wieder im *Jnana-Mudra* auf die Beine sinken.

Was Sie lernen können:

Entsprechend der Hatha-Yoga-Philosophie leitete der äußere Klang die Schöpfungsgeschichte ein, und er bringt den inneren Ton in Schwingung. Mit der Gewissheit, dass alles im Leben Schwingung ist, nutzen Sie die Klänge, um mit Ihrem Körper in Kontakt zu kommen, Ihre Lebendigkeit wahrzunehmen und zu erleben.

Welche wohltuenden Effekte Sie erleben können:

Diese Übung ermöglicht eine tiefere Ausatmung, die auf körperlicher und geistiger Ebene entspannt und harmonisiert. Dazu kommt das Erlebnis von Weite und Schwingung.

Mudra und Mantra

Kraftvolle Begleiter der Achtsamkeit

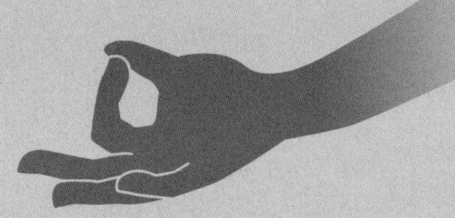

Wie Buddhafiguren und Tempelszenen verdeutlichen, sind Mudras bei Meditationen und Achtsamkeitsübungen besonders geeignet, um sich in eine nach innen gerichtete Stimmung zu versetzen. Sie können eine Konzentrationshilfe sein und verkörpern Ruhe, Stille und Frieden. Das sprechende, singende, flüsternde oder in Gedanken repetitive Rezitieren von Mantren (heiligen Silben) ist eine wichtige Stütze, um meditativ im gewünschten Denken zu verweilen. Der Geist visualisiert die kraftgeladenen Wörter und wird am Meditationsobjekt festgehalten. Im Mantra SA-TA-NA-MA aus dem Kundalini-Yoga steht SA für die Geburt, TA für das Leben, NA für den Tod und MA für die Wiedergeburt.

Nehmen Sie einen Meditationssitz Ihrer Wahl ein. Legen Sie Ihre Handrücken entspannt auf den Oberschenkeln ab. Schließen Sie die Augen. Formulieren Sie in Gedanken das Mantra, und legen Sie synchron dazu die Fingerbeeren sanft aneinander (= Om-Mudra):

- SA: Daumen und Zeigefinger berühren sich.
- TA: Daumen und Mittelfinger berühren sich.
- NA: Daumen und Ringfinger berühren sich.
- MA: Daumen und kleiner Finger berühren sich.

Bleiben Sie bei den meditativen Wiederholungen, solange Sie sich wohlfühlen. Nehmen Sie sich anschließend ausreichend Zeit, um nach und nach Ihren Atem zu vertiefen, bis Sie sich bereit fühlen, die Augen wieder zu öffnen.

Was Sie lernen können:

Das Mantra **SA-TA-NA-MA** symbolisiert den ewigen Kreislauf des Lebens. Mit der nötigen Achtsamkeit können wir diesen Kreislauf überall in der Natur erleben. Eines der vielen Beispiele ist der Baum, der im Frühling aus dem Winterschlaf erwacht und erblüht, sein Blätterkleid im Sommer präsentiert, das im Herbst welkt, und der im Winter kahl ist. Jede Zeit hat ihre Qualität, ihre spezielle Energie, die unser Leben, unsere Emotionen und unseren Geist inspirieren kann.

Welche wohltuenden Effekte Sie erleben können:

Konzentration, Rhythmisierung und Koordination der Fingerbewegung und der jeweiligen Silbe des Mantras helfen Ihnen, sich auf den Geist zu fokussieren.

Den Horizont erweitern

Der gedrehte Schneidersitz – Parivrtta Siddhasana

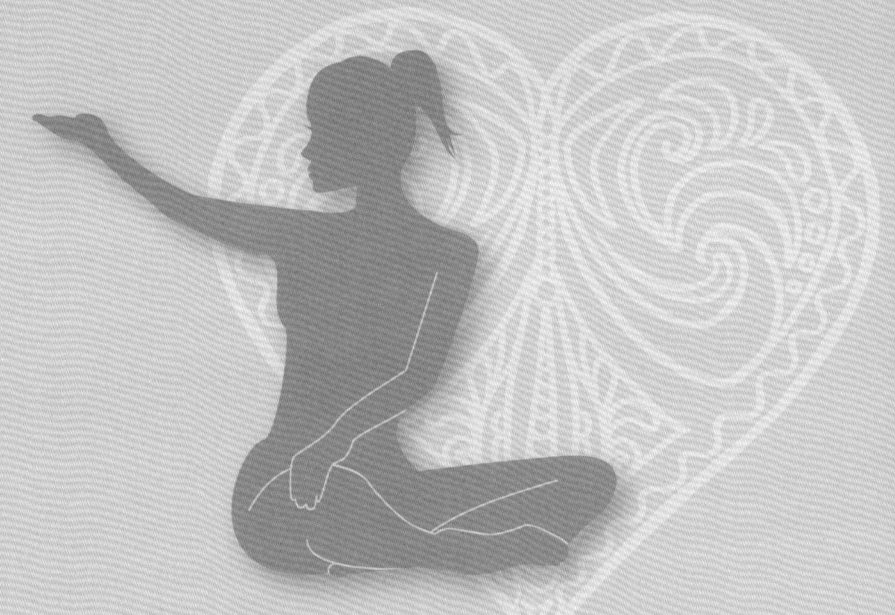

1 Ausgangsstellung: Nehmen Sie einen aufrechten Schneidersitz ein. Wenn Sie möchten, unterlagern Sie das Becken mit einem Meditationskissen. Visualisieren Sie das Becken als eine ausbalancierte Schale. Vom Becken beginnend, richten Sie Wirbelsäule und Kopf in ihrer natürlichen Ausrichtung auf. Die Schultern sind entspannt und befinden sich senkrecht über dem Becken.

2. Strecken Sie sich einatmend dem Himmel entgegen, und drehen Sie sich ausatmend aus der aufgerichteten Wirbelsäule zur rechten Seite. Legen Sie den linken Handrücken auf die Außenseite des rechten Knies, um die Drehung zu unterstützen **(siehe Abb.)**.
3. Verweilen Sie in dieser Rotation, und verlängern Sie die Ausatmung. Strecken Sie sich mit jeder Einatmung, und entspannen Sie innerlich während der Ausatmung, so dass Sie die Drehung etwas verstärken können.
4. Wiederholen Sie für mehrere Atemzüge dieses kleine Pulsieren zwischen Aufrichtung und Intensivierung der Drehung. Nehmen Sie die harmonische Drehung Ihrer inneren Achse von der Basis bis zum Scheitel wahr. Kommen Sie einatmend behutsam zur Mitte zurück. Spüren Sie einige Atemzüge nach und wiederholen Sie die Drehung nach links.

Was Sie lernen können:

Indem Sie sich gelassen aus Ihren inneren Kräften zu allen Seiten drehen, verändern Sie jeweils die Perspektiven und erweitern Ihr Wahrnehmungsfeld.

Welche wohltuenden Effekte Sie erleben können:

Die Übung stärkt die tiefliegende, aufrichtende Rückenmuskulatur, fördert die Beweglichkeit der Wirbelgelenke und des Brustkorbs. Die bewusst geführte Drehung sensibilisiert für eine entspannte Haltung, lenkt die Atmung in die Flanken und regt das Verdauungsfeuer an. Diese einfache Drehung ist eine ideale Möglichkeit, um auch im Alltag dem Rücken Achtsamkeit und Entlastung zu schenken. Führen Sie die Drehung bewusst und konzentriert in Begleitung Ihres Atems zum Beispiel auf Ihrem Bürostuhl aus. Jede Drehung kann Dysbalancen beider Körperseiten ausgleichen.

Sadhana der Achtsamkeit

In Ruhe sammeln
Die Kindeshaltung – Garbhasana

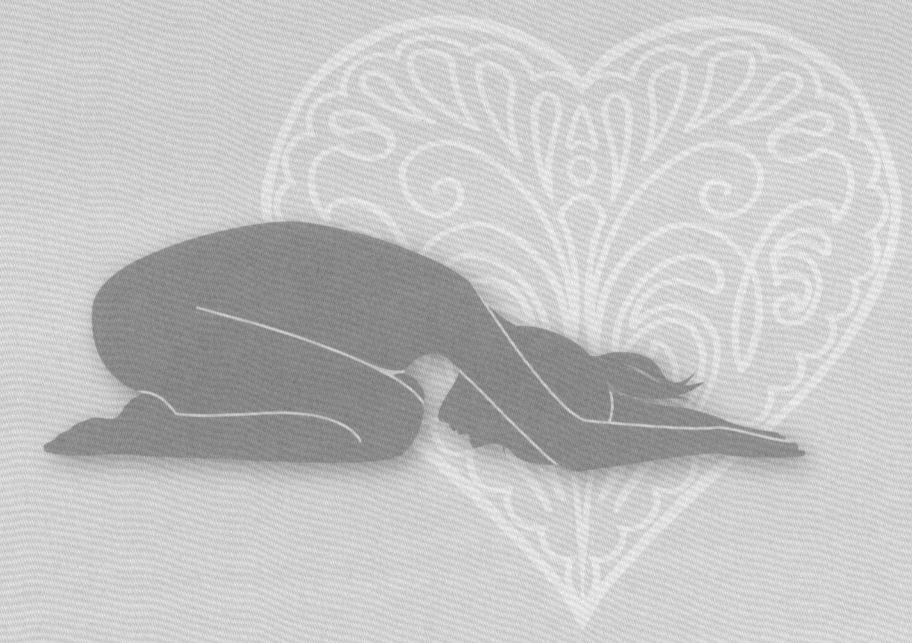

»Es ziehen die Menschen dahin, um zu bewundern
die Höhen der Berge und die gewaltigen Wogen des Meeres,
die endlose Weite des Ozeans, den Kreislauf der Gestirne,
aber sie lassen sich selbst außer Acht, ohne sich zu wundern.«

(Aurelius Augustinus)

1. Setzen Sie sich in den Fersensitz, und richten Sie Becken und Wirbelsäule auf. Einatmend beugen Sie sich mit langem Rücken aus den Hüftgelenken nach vorn, bis die Stirn die Erde berührt.
2. Ausatmend das Becken einrollen, die Schultern senkrecht über das Becken bringen und wieder einatmend Wirbel für Wirbel aufrollen.
3. Nach mehreren Rollbewegungen im Rhythmus Ihres Atems verweilen Sie in der Haltung des Kindes **(siehe Abb.)**. Lassen Sie sich mit jedem Zug der Ausatmung tiefer auf die Unterlage sinken. Geben Sie das gesamte Gewicht des Kopfes an den Boden ab. Gegebenenfalls unterlagern Sie die Stirn mit einem Kissen, um Nacken und Schultern vollständig zu entspannen. Ihre Oberschenkel nehmen die Bauchhöhle in Empfang, wodurch sich die Organe entspannen können. Lenken Sie alle Sinne nach innen, sammeln Sie sich in Ihrer Mitte. Nehmen Sie Ihren Atem in Ihrem Körperzentrum wahr. Ihr Körper kuschelt sich um die Körpermitte, Sie spüren die zarten Bewegungen Ihres Atems und richten sich mehr und mehr in dieser zusammengerollten Haltung ein.

Was Sie lernen können:

Das Zurückziehen der Sinne, die Sammlung, die durch die Haltung erreicht wird, sowie die Erfahrung, den Kopf vollständig abzulegen, eröffnen vielfältige Erfahrungsmöglichkeiten – Vertrauen, Hingabe, Demut. Sie verneigen sich mit Achtung und Wertschätzung vor sich selbst.

Welche wohltuenden Effekte Sie erleben können:

Das Vorbeugen im Sitzen wirkt beruhigend und fördert einen Zustand von meditativer Gelassenheit. In dieser Haltung dehnt und entspannt sich der Rücken.

Sadhana der Achtsamkeit

Behutsamer Rückzug

Inverted Rolls

»Schaut in euer Herz, und ihr werdet erfahren,

dass in euch etwas lebt,

das kein Feuer verbrennen

und kein Meer ertränken kann.«

(Uesugi Kenshin)

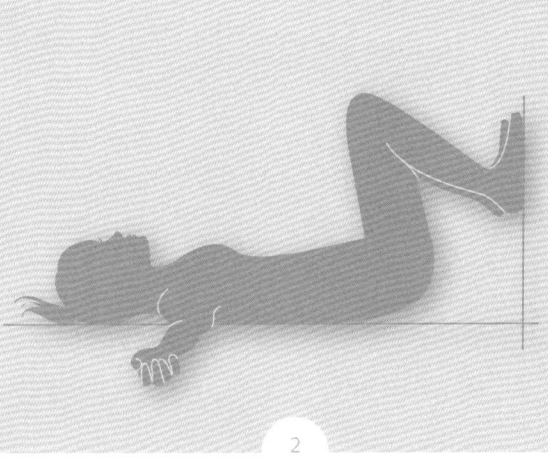

2

1 Kommen Sie in Rückenlage in die Päckchenposition – *Apanasana*, beide Füße sind in Höhe der gebeugten Knie an der Wand, beide Arme liegen entspannt neben dem Körper am Boden, die Handteller sind nach oben gedreht, so dass Ihr Schultergürtel breit aufliegt. Lassen Sie mit jedem Ausatemzug das Becken, den Rücken und Ihren Kopf schwer in die Matte sinken. Schenken Sie einatmend Ihrer Wirbelsäule und dem Nacken Länge und Weite, indem Sie beide Sitzbeinknochen zur Wand und den Hinterkopf sanft in Richtung oberer Mattenrand lenken. Nehmen Sie bewusst den Kontakt Ihrer Füße an der Wand wahr (siehe Abb. links).

2 Rollen Sie dann einatmend das Becken ein, lösen Sie das Kreuzbein von der Matte. Beide Sitzbeinknochen zeigen jetzt nach oben, der untere Rücken rundet sich. Ausatmend rollen Sie über das Kreuzbein zurück in die Päckchenposition. Wiederholen Sie die fließenden Rollbewegungen 3- bis 5-mal im Rhythmus Ihres Atems.

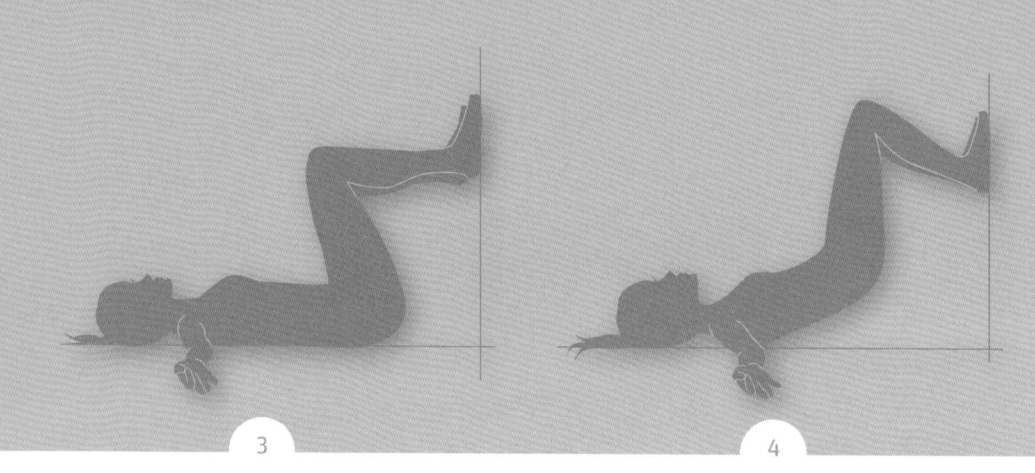

3 Stellen Sie in der Päckchenposition beide Füße eine Fußlänge höher an die Wand.

4 Beginnen Sie einatmend wieder das Becken einzurollen, und lösen Sie nun den unteren Rücken Wirbel für Wirbel von der Matte. Ausatmend legen Sie jeden Lendenwirbel wieder gefühlvoll zurück auf die Matte, abschließend das Kreuzbein, bis Sie wieder mit langem Rücken aufliegen. Wiederholen Sie diese sog. *Inverted Roll* 3- bis 5-mal, und enden Sie wieder in *Apanasana*.

5 Gleiten Sie mit Becken und Oberkörper dichter zur Wand, und strecken Sie nun beide Beine senkrecht an der Wand nach oben aus. Das Hüftgelenk ist 90 Grad gebeugt. Wieder konzentrieren Sie sich auf die Länge Ihrer Wirbelsäule und deren natürliche Ausrichtung und geben das Gewicht des Kopfes, des Schultergürtels und des Rückens an die Unterlage ab. Nutzen Sie mehrere vollständige Atemzüge, um in dieser Haltung anzukommen.

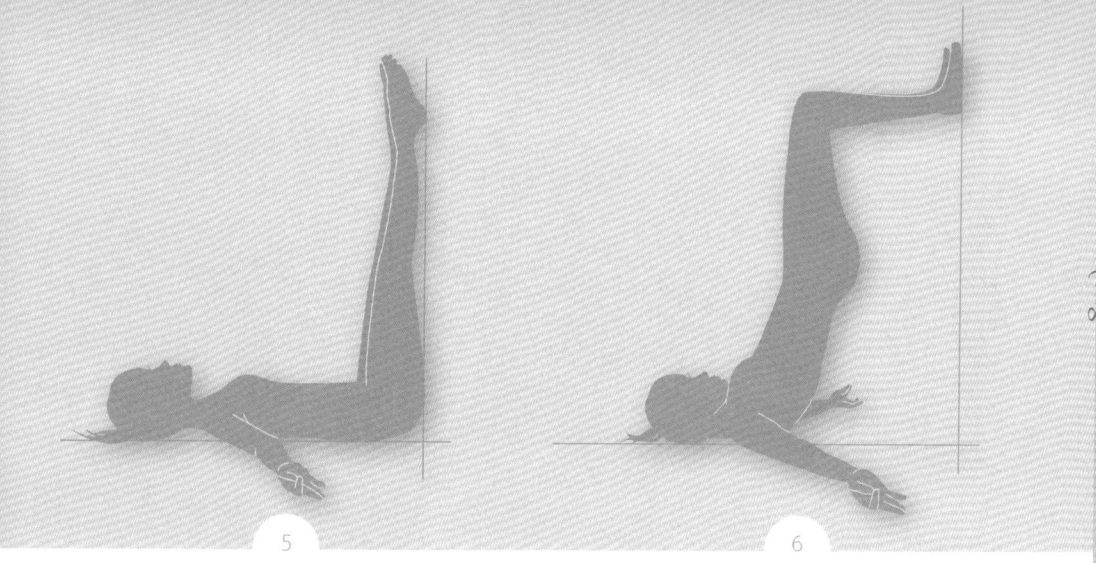

5 6

6 Einatmend beginnen Sie wieder am Becken, rollen über das Kreuzbein, lösen behutsam die Lenden- und dann auch die Brustwirbelsäule von der Matte, bis beide Fußsohlen wieder an der Wand stehen. Ihr Bauchnabel und das Brustbein streben behutsam in die Raummitte. Rollen Sie ausatmend Wirbel für Wirbel zurück. Während Sie einen Wirbel ablegen, halten Sie den darüberliegenden bewusst in der Luft. Lassen Sie Raum zwischen jedem Segment entstehen, und »lüften« Sie die Bandscheiben. Rollen Sie auch in dieser dritten Variante 3- bis 5-mal einatmend auf und ausatmend ab.

Was Sie lernen können:
Die segmentale Rollbewegung ermöglicht eine empfindsame sowie konzentrierte Körperkommunikation. Sie kann in unterschiedlichen Ebenen Blockaden lösen und fördert den Fluss der Lebensenergie.

Die Perspektive ändern

Unterstützter Schulterstand – Salamba Sarvangasana

1. Beenden Sie die vorangegangene Übung, indem Sie den Rücken und das Becken wieder vollständig abrollen.
2. Rollen Sie sich einatmend, vom Becken beginnend, Wirbel für Wirbel auf, bis beide Fußsohlen wieder an der Wand stehen. Legen Sie beide Hände, mit den Fingerspitzen nach oben gerichtet, an den unteren Rücken, und unterstützen Sie die Länge und Aufrichtung. Entspannen Sie Nacken und Gesicht, und wachsen Sie über die gesamte Länge des Körpers nach oben. Genießen Sie die unterstützte Schulterbrücke mehrere Atemzüge lang. Um die Haltung zu verlassen, lösen Sie die Hände vom Rücken und rollen ausatmend Wirbel für Wirbel zurück auf die Matte.
3. Verweilen Sie in Rückenlage, beide Beine 90 Grad an der Wand ausgestreckt, als *Asana*. Verlängern Sie die Züge Ihrer Ausatmung. Nutzen Sie Ihre Beine sozusagen umgekehrt. Sie lehnen an der Wand, dürfen sich ausruhen, ohne zu tragen.

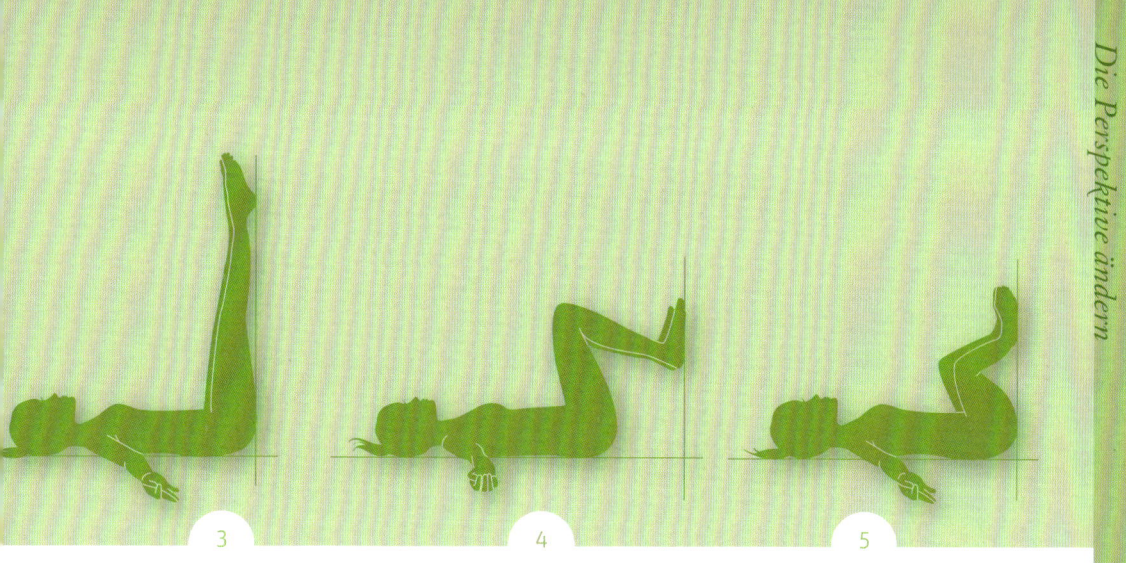

3 4 5

4 Beugen Sie ausatmend wieder beide Beine in die Päckchenposition, und spüren Sie der Bewegung nach.

5 Öffnen Sie ausatmend an der Wand die Knie in die Haltung des Schmetterlings. Wenden Sie sich achtsam dem Leben zu, so wie der Schmetterling seine Flügel im Wind bewegt.

Was Sie lernen können:

Um die persönliche Sichtweise zu erweitern und aus dem Karussell der festgefahrenen Muster, Identifikationen und Bewertungen auszusteigen, hat es sich bewährt, sich zurückzuziehen, den Kopf zu »erden« und den Füßen den Freiraum der Luft zu zeigen.

Welche wohltuenden Effekte Sie erleben können:

Die Übung regt den venösen Rückstrom an, verbessert die Blutzirkulation und vitalisiert die Organe. Durch die Ausrichtung in die Länge und Höhe werden gestresste Regionen des Rückens entlastet und der Nacken wird gedehnt.

Sadhana des Mitgefühls

»Sich freuen, wenn andere Glück haben,
ihnen zur Seite stehen, wenn sie leiden,
sich für ihre guten Seiten begeistern und ihre schlechten
betrachten, ohne sie zu beurteilen:
So gewinnen Fühlen und Denken an Klarheit.«

(Yoga-Sutra 1.33 nach R. Sriram)

Nicht voller Berechnung und Vorurteile zu sein, sondern liebevoll interessiert und anderen Menschen zugewandt ist eine Charakterstärke, die im Buddhismus und Christentum als Ideal gilt. Die Erkenntnis, dass die Suche nach persönlichem Glück über Anhäufung von immer mehr angenehmen Gefühlen meistens enttäuschend endet, führt zur Bereitschaft, loszulassen und die Energie des Mitgefühls fließen zu lassen. Sobald Sie somit nicht mehr im krampfhaften Verdrängen von Schmerz oder Festhalten egoistischer Gefühle verstrickt sind, ist das Mitgefühl die natürliche Antwort des offenen Herzens.

Im Yoga werden die positiven Meditationsbilder »Bhavanas« genutzt, um sich innerlich mit diesem Gefühl zu verbinden und »die Augen« für diese Herzensqualität zu öffnen. *Bhu* bedeutet »sein«: In der Meditation verankern wir diese Bewusstseinszustände tief in unserem Gemüt, lassen uns ein, geben uns hin und lassen uns ohne Eigennutz von diesem Gefühl erfüllen.

Karuna-Bhavana ist die innere Haltung, sich mit gütiger, liebevoller Wahrnehmung dem Glück und dem Leid anderer zuzuwenden und mitzuempfinden, als würde es einen selbst betreffen. Grundvoraussetzung für diese liebevolle Verbundenheit ist, sich mit Gefühlen auseinanderzusetzen und sie zu kultivieren. Daraus kann die Offenheit entstehen, ruhig und gelassen das Leben, die Menschen, Verhaltensmuster und Gefühle zu betrachten. Lernen Sie vorurteilsfrei zu sein und vorbehaltlos zu vergeben, aber halten Sie auch Abstand, um sich nicht zu verstricken.

Sadhana des Mitgefühls

Namaste
Ich verneige mich vor dir

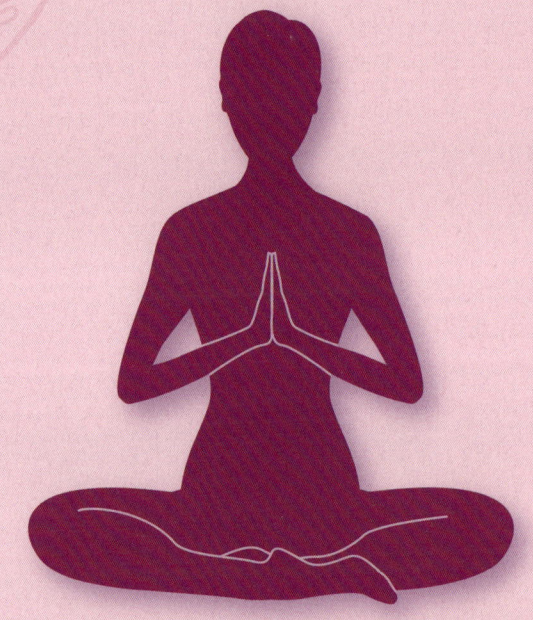

»Ich ehre den Platz in dir, in dem das gesamte Universum residiert. Ich ehre den Platz des Lichts, der Liebe, der Wahrheit, des Friedens und der Weisheit in dir. Ich ehre den Platz in dir, wo, wenn du dort bist und auch ich dort bin, wir beide nur noch eins sind.«

(Mahatma Gandhi)

Diese Grußgeste, bei der beide Handinnenflächen behutsam in Höhe des Herzens zueinandergeführt werden und der Kopf leicht gesenkt wird, ist in Indien und anderen asiatischen Ländern weit verbreitet.

In einigen Yoga-Traditionen werden die geschlossenen Hände zunächst zur Stirn, dem Sitz des dritten Auges, dann zu den Lippen und abschließend zum Herzen geführt. Dieses Eröffnungs- und Abschlussritual jedes *Sadhana* steht für den aufrichtigen Wunsch nach Klarheit der Gedanken, Offenheit des gesprochenen Wortes und Aufrichtigkeit der Gefühle.

- Wählen Sie Ihre Meditationshaltung, führen Sie die Hände bewusst vor dem Herzen in die Grußhaltung, das *Anjali-Mudra,* zusammen **(siehe Abb.)**. Schließen Sie die Augen, entspannen Sie Kiefer, Gesicht, Schultern und Nacken. Beobachten Sie die Reaktionen Ihres Körpers, Ihres Geistes auf die Grußgeste.
- Lenken Sie Ihre Achtsamkeit in Ihren Herzraum, und beginnen Sie, sich freundlich mit dem »Blick des Herzens« zu betrachten. Bleiben Sie in dieser inneren Haltung, dieser Stimmung, und schauen Sie umher.

Was Sie lernen können:
Indem Sie sich regelmäßig mit dem Grußwort *Namaste* (aus dem Sanskrit: »Ich verbeuge mich vor dir«) Ihrem »göttlichen Funken« im Herzen zuwenden und die Geste in Ihren Alltag, Ihre Yoga-Praxis integrieren, nehmen Sie sich selbst zufriedener wahr. Bald werden Sie das Bedürfnis entwickeln, diese freundliche, nachsichtige Sichtweise auch anderen Menschen schenken zu wollen.

Sadhana des Mitgefühls

Dem Gegenüber zuwenden

Utkatasana – kraftvolle Haltung

»Liebe verausgabt sich nicht.
Je mehr du gibst,
desto mehr bleibt dir.«

(Antoine de Saint-Exupéry)

1. Stellen Sie sich aufrecht hin. Lassen Sie die Arme seitlich locker hängen. Im hüftgelenkbreiten Stand senken Sie beide Sitzbeinknochen leicht in Richtung Fersen und lenken sanft die Bauchdecke zur Wirbelsäule. Konzentrieren Sie sich auf die Länge und Ausrichtung Ihrer inneren Achse.
2. Heben Sie einatmend langsam beide Arme über die Seiten an, und beugen Sie gleichzeitig beide Beine, als wollten Sie sich auf einen hohen Stuhl setzen. Ihr Rücken bleibt stabil, der Kopf in Verlängerung der Wirbelsäule. Beugen Sie beide Beine kraftvoll, und schieben Sie das Becken nach hinten und nach oben.
3. Verschränken Sie die Hände über dem Kopf, beide Zeigefinger liegen gestreckt aneinander, *Sampurna-Mudra* **(siehe Abb.)**. Verweilen Sie für 3 bis 5 Atemzüge in dieser kraftvollen Haltung. Um sie zu verlassen, richten Sie sich einatmend auf und senken die Arme langsam ausatmend über die Seite.

Was Sie lernen können:

In dieser Haltung können Sie die nötige innere Kraft entwickeln sowie Ihren starken Rücken erleben, der es Ihnen erlaubt, dem Herzen Raum zu geben. Um sich gefühl- und verständnisvoll den Dingen zuzuwenden, benötigt man *sthira* (Stabilität und Bewusstheit) und *sukha* (Leichtigkeit und Wohlgefühl).

Welche wohltuenden Effekte Sie erleben können:

Die Übung kräftigt die Rücken- und Beinmuskulatur, schult die Aufrichtung der Wirbelsäule und die Beweglichkeit der Schultern.

Sadhana des Mitgefühls

Die Nähe suchen
Parivrtta Parsvakonasana – gedrehte Winkelhaltung (Variante)

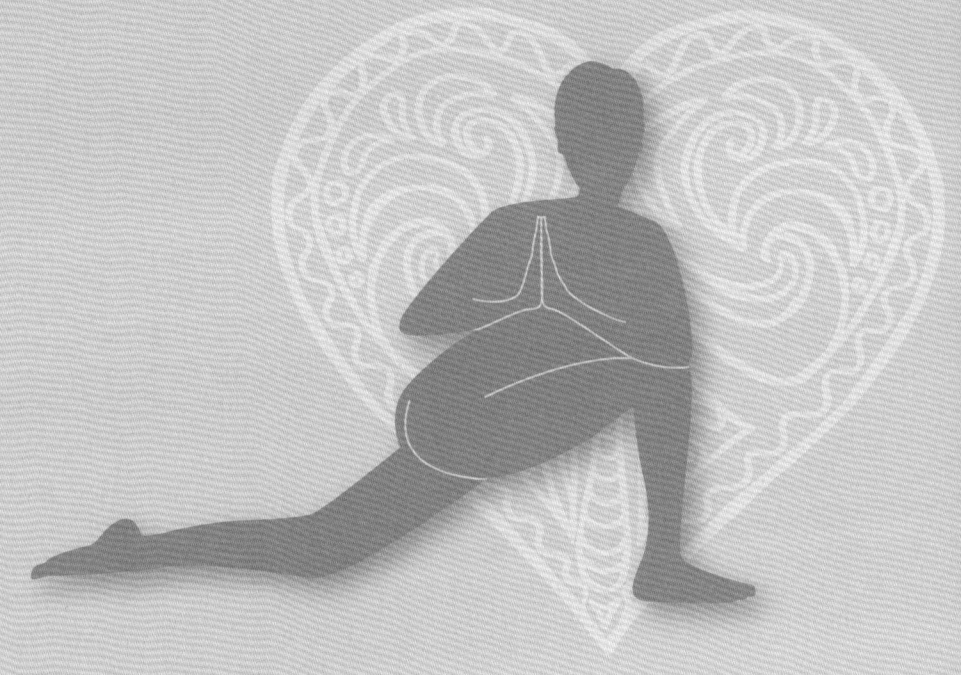

»Dein Herz wird voller Liebe sein,
 wenn es keine Barrieren zwischen dir
 und dem anderen gibt.«

(Jiddu Krishnamurti)

1. Aus dem Kniestand links stellen Sie den rechten Fuß weit nach vorn und lassen die linke Leiste in Richtung Boden sinken. Ihr rechter Fuß steht senkrecht unter dem rechten Knie, so dass im Kniegelenk ein rechter Winkel entsteht. Stabilisieren Sie sich kraftvoll aus beiden Beinen, indem Sie den rechten Fuß nach vorn und das linke Knie nach hinten lenken. Aus diesen gegensätzlichen Zugkräften entsteht ein stabiles Fundament, von dem aus Sie den Rücken, während Sie einatmen, aufrichten können.
2. Ausatmend beginnen Sie an der Basis der Wirbelsäule nach rechts zu drehen, den Oberkörper aus dem Hüftgelenk nach vorn über den rechten Oberschenkel zu strecken.
   Führen Sie die Hände in *Anjali-Mudra* (Gebetshaltung) vor den Körper. Der linke Ellenbogen liegt an der Außenseite des rechten Knies **(siehe Abb.)**.
3. Mit jeder Einatmung verlängern Sie die Wirbelsäule vom Kronenpunkt bis zu den Sitzbeinknochen. Ausatmend drehen Sie sich ein wenig weiter. Verweilen Sie für 3 bis 5 Atemzüge im *Asana*.

Was Sie lernen können:

Mit dem Wissen, dass alles zwei Seiten hat, nähern Sie sich bewusst und unvoreingenommen der bekannten und der unbekannten Seite aller Dinge.

Welche wohltuenden Effekte Sie erleben können:

Diese Übung kräftigt die aufrichtende Rückenmuskulatur, dehnt die Leisten, fördert Kraft und Stabilität der Beine sowie die Sensibilität für die Weite im Beckenraum und die Bewegungslänge der Wirbelsäule.

Sadhana des Mitgefühls

Tanz der Heldin/des Helden

Virabhadrasana II – Haltung des Helden
Parsvakonasana – seitliche Heldenposition

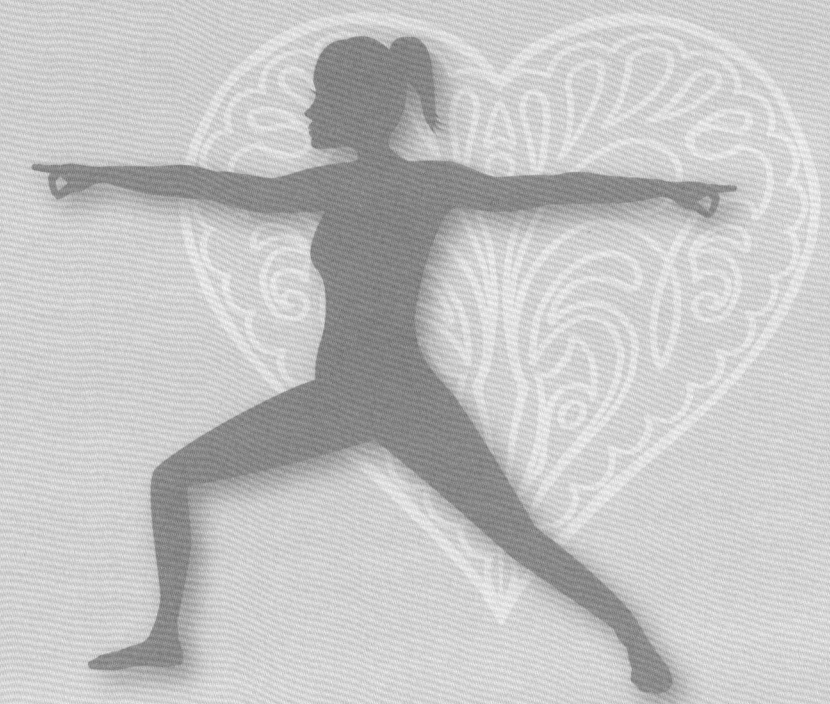

»Was immer du tun kannst oder erträumst zu können, beginne es.
Kühnheit besitzt Genie, Macht und magische Kraft. Beginne es jetzt.«

(J. W. von Goethe)

Held II

1. Stehen Sie aufrecht mit weit gegrätschten Beinen. Beugen Sie das rechte Knie, und verschränken Sie die Hände in *Sampurna-Mudra* (Finger verschränkt, Zeigefinger gestreckt aneinandergelegt, den rechten Daumen über dem linken gekreuzt).
2. Einatmend heben Sie beide Arme vor dem Körper nach oben, drehen auf dem rechten Vorfuß die rechte Fußspitze nach außen und anschließend die linke Ferse leicht nach außen.
3. Ausatmend wenden Sie den Blick nach rechts, öffnen beide Arme, bis sie sich horizontal in einer Linie befinden, und beugen das rechte Knie so weit über den zweiten Zeh, dass Sie die kraftvolle Verbindung des linken Fußes zum Boden halten können (siehe Abb.). Verweilen Sie mehrere Atemzüge lang in der Haltung, und nehmen Sie Ihren stabilen und ausgeglichenen Stand auf beiden Füßen wahr. Ihre Wirbelsäule ist in einer klaren, vertikalen Achse genau mittig zwischen den Beinen.

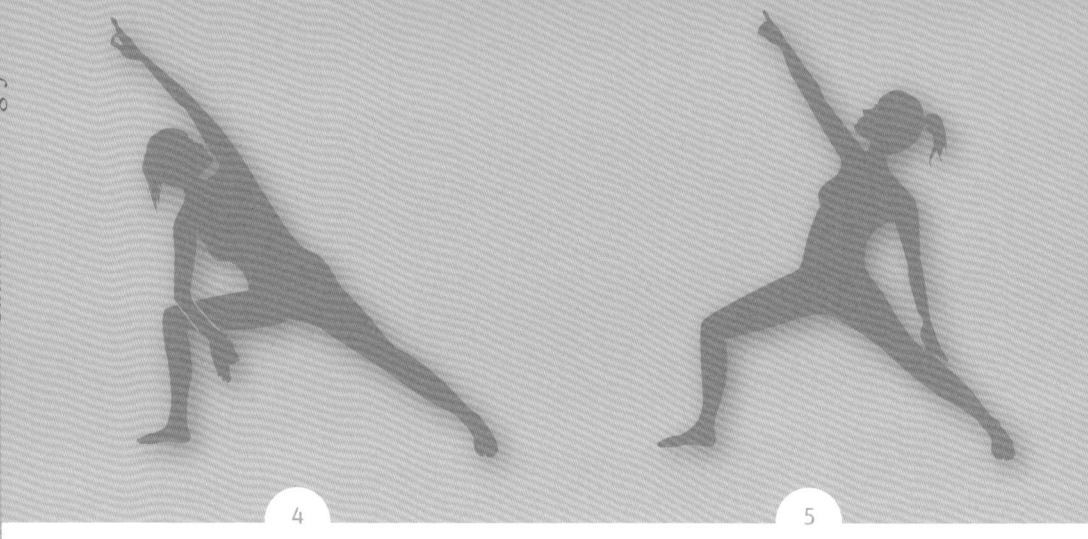

Seitlicher Held

4 Ausatmend neigen Sie sich bei stabiler Beinhaltung mit langem Oberkörper über das rechte gebeugte Bein und legen den Unterarm am Oberschenkel ab, strecken Sie den linken Arm über dem Kopf weit nach rechts. Lassen Sie beide Schultern in Richtung Becken sinken, schieben Sie die untere Schulter etwas nach vorn und die obere zurück, um unter dem Arm in den Himmel zu blicken. Richten Sie den Körper in einer Linie aus.

Nehmen Sie die Diagonale vom linken kleinen Finger bis zur Außenseite des linken Fußes wahr, während Sie das Körpergewicht gleichmäßig auf beide Füße aufteilen. Der rechte Unterarm kann die Außenrotation des rechten Beins etwas unterstützen.

Der umgekehrte Held

5 Mit der folgenden Einatmung führen Sie den linken Arm langsam im großen Bogen weit nach links, richten den Oberkörper in die Länge auf, führen den rechten Arm diagonal nach rechts oben und neigen den Oberkörper zur linken Seite.

6 Bewegen Sie sich fließend mit der Ausatmung in den seitlichen Helden **(siehe Abb. 4)**, mit der Einatmung in den umgekehrten Helden.

7 Nach mehreren Wiederholungen kommen Sie ausatmend aus dem umgekehrten Helden wieder für 3 bis 5 Atemzüge in *Virabhadrasana II* – die Haltung des Helden **(siehe Abb. 3)**.

8 Um diese Haltung wieder zu verlassen, strecken Sie das rechte Bein, drehen die rechte Fußspitze auf der Ferse wieder nach vorn, lassen die Arme langsam sinken und drehen den Kopf nach vorn.
Nun können Sie den Ablauf zur linken Seite wiederholen.

Was Sie lernen können:

Werden Sie Heldin im Alltag. Stehen Sie fest im Leben, und öffnen Sie sich Ihren Aufgaben und den schönen Dingen des Lebens. Indem Sie mit Ihrem göttlichen Funken in Verbindung treten, entdecken Sie die Fülle und Kraft des Lebens und lernen diese mit anderen zu teilen.

Welche wohltuenden Effekte Sie erleben können:

Diese Übungsabfolge kräftigt die gesamte Beinmuskulatur, verbessert die Statik, die Balance und die axiale Aufrichtung.

Sadhana des Mitgefühls

Tanz mit dem Mond

Ardha Chandrasana – der Halbmond

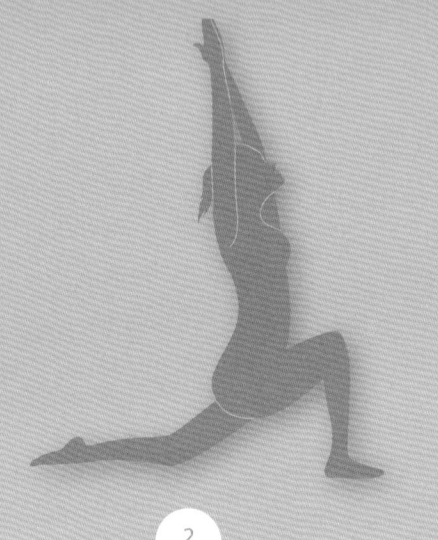

1. Beginnen Sie wie in der gedrehten Winkelhaltung (siehe S. 34) in einem weiten und tiefen Kniestand auf dem linken Knie. Der Oberkörper ist aufgerichtet.

2. Einatmend heben Sie beide Arme in einem weiten Bogen über die Seite an, verschränken die Hände in *Sampurna-Mudra* (siehe S. 37), und neigen Sie den Oberkörper sanft in ganzer Länge zurück (= aufgehender Halbmond). Arbeiten Sie wieder kraftvoll mit den Beinen in die entgegengesetzte Richtung, stabilisieren Sie den unteren Rücken aus einem kraftvollen Körperzentrum. Lassen Sie die Leiste nach und nach in Richtung Boden sinken.

3. Ausatmend neigen Sie den Oberkörper zur rechten Seite, als würden Sie sich über einen großen Ball legen. Lösen Sie langsam die Hände voneinander, und lassen Sie den rechten Arm sinken. Stützen Sie sich auf einen Yoga-Klotz oder den Boden, und wenden Sie den Blick unter dem linken Arm zum Himmel.

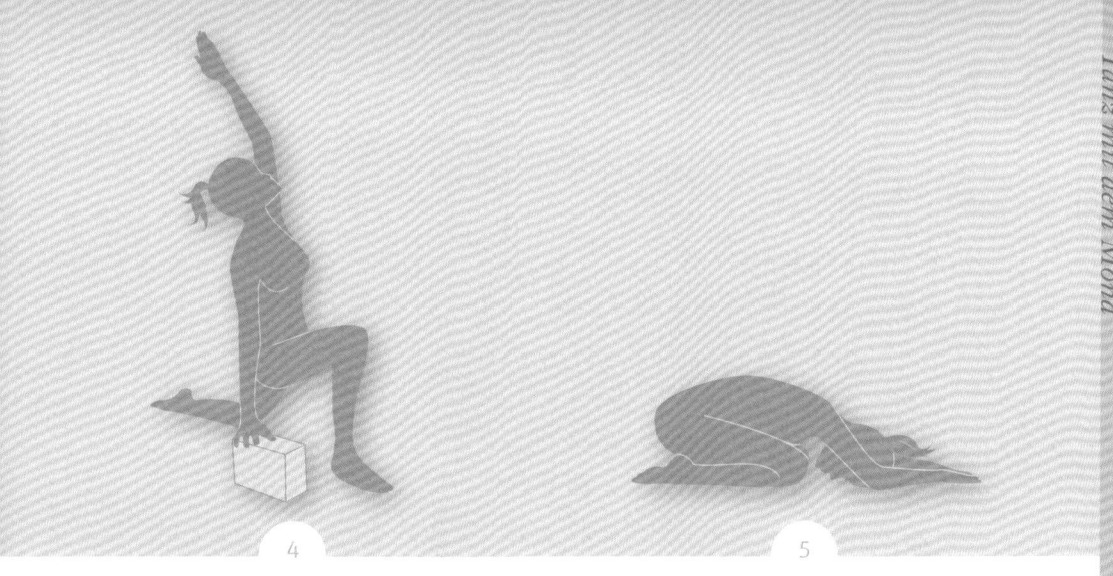

4   5

4 Richten Sie sich einatmend wieder zum aufgehenden Halbmond (siehe Abb. 2) auf. Wiederholen Sie den Flow im Rhythmus Ihres Atems mehrfach in beide Richtungen, und verweilen Sie anschließend für 3 bis 5 Atemzüge in *Ardha Chandrasana* – dem Halbmond.

Andere Seite

5 Spüren Sie in *Garbhasana*, der Kindeshaltung (siehe Abb. 5), nach, bevor Sie den Ablauf auf dem rechten Knie wiederholen.

Was Sie lernen können:
Der Ausfallschritt verkörpert den Willen, einen Schritt auf jemanden zuzugehen.

Welche wohltuenden Effekte Sie erleben können:
Diese Übungsabfolge dehnt Brust-, Arm- und Schultermuskulatur, vermittelt das Gefühl von Weite des Oberkörpers. Sie streckt den Hüftbeuger, der den unteren Rücken und die Beine verbindet. Die Seitbeuge dehnt die Muskulatur zwischen den Rippen und lenkt die Atmung in die Flanken.

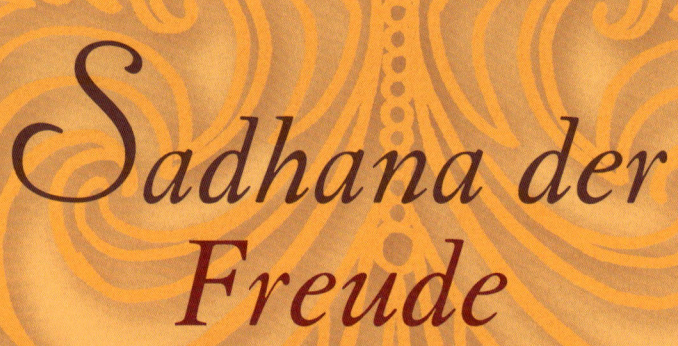

Sadhana der Freude

»Die einmalige Gelegenheit, die du suchst, ist in dir selbst.
Sie ist nicht in deiner Umgebung, sie ist kein Glücksfall oder Zufall
oder eine Chance oder Hilfe anderer. Sie liegt in dir allein.«

(Orison Swett Marden)

Wer wünscht es sich nicht, das Lebensprinzip Freude? Eine helle oder heitere Stimmung, ein Frohgefühl, das als spontane Empfindung entsteht. Eine innere Reaktion auf eine angenehme Situation, eine Person oder auch eine Erinnerung, äußerlich an einem Lächeln, an glänzenden Augen oder auch an einem Freudenschrei zu erkennen.
Erich Fromm unterscheidet zwischen »Vergnügen« als kurzzeitigem Hochgefühl und »Freude« als Gefühl, das auf dem Weg zur menschlichen Selbstverwirklichung spürbar wird.

Der Yoga lehrt uns, dass wir in der Welt gleichermaßen positive und negative Kräfte finden und ihr Wechselspiel die Essenz des Lebens ausmacht. Die Liebe ist nicht immer ein reines Glücksgefühl, sondern oft begleitet von Schmerz. Wer aber das Leid und die Tränen ausklammert, wird das Königsgefühl, die Liebe, nicht wirklich erleben.

Um Freude zu erleben, müssen Ihr Denken und Fühlen wieder eine Einheit werden. Innerlich ausgeglichen, können Sie Gedanken und Gefühle wertfrei annehmen und den Zusammenhang zwischen angenehmen und unangenehmen Empfindungen erkennen. Die Kunst, innerlich von den Emotionen einen Schritt zurückzutreten, sie mit Gelassenheit zu betrachten und die Situation anzunehmen, wie sie jetzt ist, ist das Schlüsselelement zur Freude.

Meditation zur Freude

Wählen Sie einen Meditationssitz aus, in dem Sie sich bequem aufrichten können. Je entspannter Ihre Haltung, je gelassener Ihr Atem, desto leichter der Weg zur Meditation, zur Symbiose von Gefühlen und Gedanken.

- Verweilen Sie in Ihrer Haltung, und lenken Sie Ihren inneren Blick in Ihr Körperhaus. Lenken Sie Ihre Achtsamkeit auf Ihren Atem. Fühlen Sie, wie er die Körperräume durchströmt.
- Richten Sie Ihre Achtsamkeit auf Ihren Herzraum, die Mitte des Brustraums. Einatmend erleben Sie Weite, mit jeder natürlichen Ausatmung entspannen Sie sich. Verbinden Sie sich mehr und mehr mit Ihrem Atem. Nehmen Sie auftauchende Gefühle und Gedanken wahr, und lassen Sie sie ausatmend wieder los.
- Denken Sie nun an ein Naturerlebnis, das Sie tief berührt und mit Freude erfüllt hat, zum Beispiel eine von Ihnen gepflanzte Blume, die erblüht ist, einen Sonnenuntergang oder die Aussicht von einem Berg. Stärken Sie sich durch die Erinnerung und die Konzentration auf dieses freudige Ereignis. Lassen Sie sich von diesem Frohgefühl durchdringen, und hüten Sie es wie einen wertvollen Schatz.

Was Sie lernen können:
Je öfter Sie diese meditative Verbindung zur Freude üben, desto leichter wird es Ihnen fallen, auch in Konfliktsituationen eine bejahende Stimmung einzunehmen.

Atemerlebnis

Atmen – sammeln – empfinden

Im aufrechten Sitz Ihrer Wahl stützen Sie Ihre Hände in die Flanken. Die Daumen zeigen nach hinten, die vier anderen Finger, gestreckt aneinandergelegt, nach vorn. Streichen Sie mit etwas Druck Ihre Fingerzange mehrfach am seitlichen Brustkorb auf und ab. Nehmen Sie Ihre Flanken bewusst wahr. Abschließend halten Sie Ihre Hände am unteren Rippenbogen. Visualisieren Sie Ihr Zwerchfell, den wichtigsten Atemmuskel zwischen Ihren Händen. Beginnen Sie mit kleinen kreisenden Bewegungen. Tanzen Sie in horizontalen Bewegungen rechts und links herum mit Ihrem Zwerchfell. Lassen Sie beide Arme sinken. Spüren Sie das Nachschwingen Ihrer Flanken »weit und schmal«. Erleben Sie die Mitte Ihres Rumpfes gelockert und geweitet. Visualisieren Sie das Zwerchfell, eine sanfte Kuppel, ein Segel, welches Ihren Brustraum mit dem Bauchraum verbindet. Einatmend senkt sich die Kuppel, Ihre Rippen gleiten dreidimensional nach außen. Ausatmend schwingt alles zurück. Stellen Sie sich Ihr Zwerchfell als ein wunderschönes Seidentuch vor, das sich einatmend nach unten bewegt und ausatmend nach oben schwingt. Verweilen Sie für einige Zeit in dieser gefühlvollen Verbindung zum mittleren Atemraum.

Welche wohltuenden Effekte Sie erleben können:
Ein spannungs- und lösungsbereites Zwerchfell unterstützt die Qualität des Atmens, hebt das Herz beim Lachen, ist die Grundlage für eine wohltönende Stimme und zentriert den Körper. Nicht ohne Grund wird es »das Haus der Seele« genannt.

Aktivität als Herzensfreude

Surya Namaskara – der Gruß an die Sonne als Ausdruck der Freude

Diese Sonnengrußvariante ist aus der TriYoga®-Methode nach Kali Ray. Charakteristisch für diese Yoga-Flows sind die Wellenbewegungen der Wirbelsäule. Lassen Sie sich von Ihrem Atem tragen und führen, von einer Haltung in die andere. Durch den gleichmäßigen Bewegungsfluss entstehen Leichtigkeit, Flexibilität und angemessene Kraft und Bewegungsfreude.

Standing – Samasthiti

1. Beginnen Sie in einem aufrechten Stand, beide Füße hüftgelenkbreit geöffnet, so dass eine kleine Energiekugel zwischen Ihre Füße passen würde. Sie können über den Großzeh- und den Kleinzehballen sowie die äußere Ferse eine gute Verbindung zur Erde wahrnehmen. Ihre Kniekehlen sind lang, das Becken ist aufgerichtet und die Wirbelsäule in der natürlichen Wellenform ausgerichtet. Lassen Sie beide Arme entspannt neben dem Körper hängen, beide Hände im *Om-Mudra (siehe S. 16)*. Lenken Sie mit geschlossenen Augen Ihre Achtsamkeit auf Ihre vollständige Atmung – *Purna*. Lassen Sie einatmend Schönes, Erfreuliches, Neues in den Körper fließen, und lassen Sie ausatmend alles, was Ihrer inneren Freude entgegenstehen könnte, aus dem Körper herausfließen.

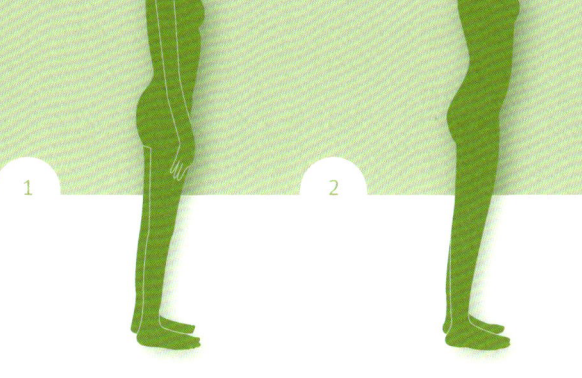

1　　　2　　　3

Upward Salute – Urdhva Hastasana

2 Einatmend rollen Sie beide Schultern nach außen und heben beide Arme in großem Bogen über die Seiten an. Nehmen Sie wahr, wie die weite Armbewegung die vollständige Einatmung unterstützt und gleichzeitig der Atem die Armbewegung erleichtert. Beide Schultern bleiben locker, entspannt und weit distanziert von den Ohren. Am Ende der Einatmung legen Sie beide Hände in *Salutation/Anjali-Mudra* über dem Kopf zusammen. Begrüßen Sie die Sonne, den Tag, Ihre positive Grundstimmung oder einen Menschen, dessen Anblick Sie erfreut.

Earthtouch – Uttanasana

3 Ausatmend lenken Sie das Becken nach hinten, beugen beide Ellenbogen und legen sich mit geradem Rücken, aus den Hüftgelenken heraus, nach vorn über die Beine. Die Hände drehen sich aus den Handgelenken fließend nach vorn. Vor der Stirnmitte lösen Sie die Fingerspitzen, mit dem kleinen

Finger beginnend, dann Ring- und Mittelfinger. Das entstandene Dreieck rotiert weiter nach unten, bis Sie alle Finger lösen und im *Om-Mudra* neben beide Füße senken. Legen Sie die Handteller entspannt neben oder die Handrücken hinter den Füßen ab, oder nutzen Sie Yoga-Klötze zur Unterlagerung. Bei eingeschränkter Dehnungsfähigkeit der hinteren Oberschenkelmuskulatur können Sie beide Beine gleichzeitig mit den Ellenbogen beugen, um die optimale Ausrichtung der Wirbelsäule zu gewährleisten. In *Earthtouch* lassen Sie den Kopf hängen und entspannen den Nacken.

Verlagern Sie das Körpergewicht fühlbar auf beide Fußballen von Groß- und Kleinzeh, um beide Sitzbeinknochen nach oben zu lenken. Damit gewährleisten Sie eine optimale Dehnung der Rückseite des Körpers. Nehmen Sie die Berührung der Erde durch Ihre Füße und Ihre Hände wahr, und lassen Sie Ihren Kronenpunkt in Richtung Boden sinken – zur Erde, die uns trägt und uns Sicherheit und Vertrauen schenkt.

Runner – Ausfallschritt

4 Einatmend verlagern Sie das Körpergewicht auf den linken Fuß, beugen das linke Knie, so dass der Oberkörper

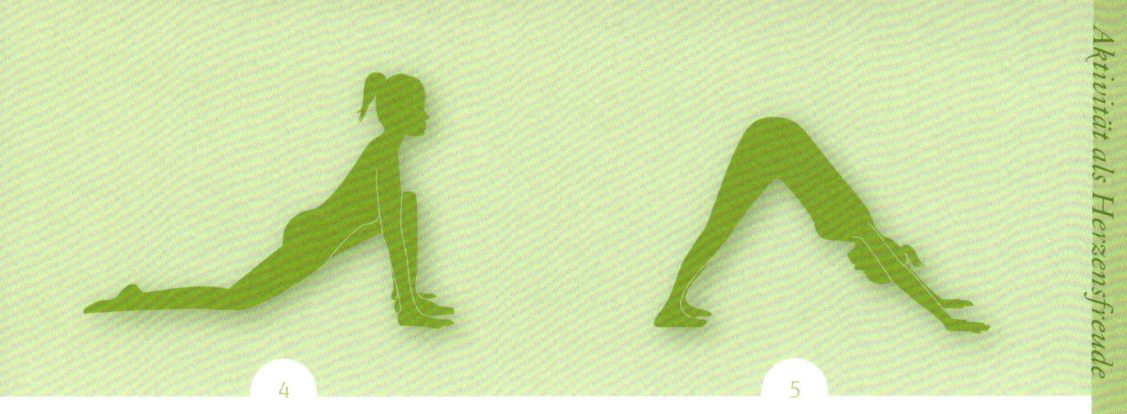

4 5

auf dem linken Oberschenkel liegt. Führen Sie das rechte Bein fließend in einen weiten Ausfallschritt nach hinten, und senken Sie das rechte Knie zum Boden. Richten Sie die Wirbelsäule, von der Basis beginnend, langsam Wirbel für Wirbel auf. Die Unterlagerung der Hände durch Yoga-Klötze unterstützt den Fluss und die Aufrichtung. In der Haltung *Runner* arbeiten Sie in die entgegengesetzten Richtungen. Indem Sie den linken Fuß nach vorne schieben und das rechte Knie nach hinten, wird die Dehnung der rechten Leiste intensiviert. Richten Sie Ihre Gefühlsseite, die Körpervorderseite, zum Licht. Öffnen Sie sich den sonnigen Seiten des Lebens.

Mountain – Parvatasana

5 Ausatmend strecken Sie das rechte Knie und stellen den linken Fuß hüftgelenkbreit neben den rechten. Anschließend wird das Becken spitz nach oben geschoben und am Ende der Ausatmung das Brustbein in Richtung Beine gedehnt. Um eine optimale Dehnung der gesamten Rückseite des Körpers zu erreichen, schieben Sie beide Fersen zum Boden, dehnen Waden und Kniekehlen nach hinten, schieben beide Sitzbeinknochen weit nach oben

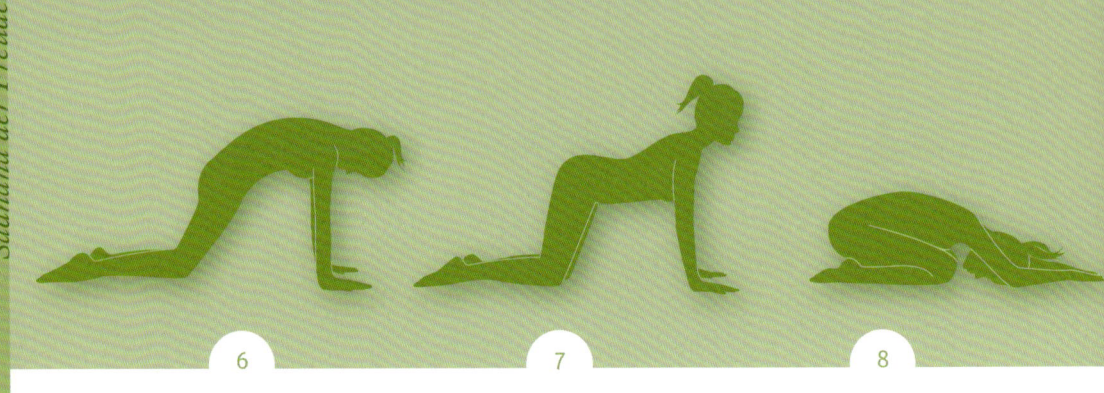

wie die Spitzen eines Berges, die in den Himmel ragen, und senken beide Schulterblätter in Richtung Becken. Drehen Sie die Oberarme nach außen, und schieben Sie die Handballen nach vorn. Verweilen Sie eine Einatmung lang in der *Mountain*-Haltung. Wenden Sie die Körperrückseite der Sonne zu, und genießen Sie die Wärme, die Ihnen Beweglichkeit schenkt.

Cat Tuck – Cakravakasana – die Katze, die sich dehnt

6 Mit der folgenden Ausatmung senken Sie das Kinn in Richtung Brustbein und leiten die Wellenbewegung der Wirbelsäule von oben ein. Wirbel für Wirbel gleitet der Rücken in einen harmonischen Bogen. Verlagern Sie das Gewicht auf beide Hände. Beugen Sie langsam beide Knie, und senken Sie sie behutsam zum Boden, in die Haltung der Katze mit rundem, gedehntem Rücken.

Cat – Cakravakasana

7 Beginnen Sie einatmend vom Becken aus, den Rücken Wirbel für Wirbel in seinem natürlichen Schwingen auszurichten. Grazil, elegant und katzengleich erfreuen Sie sich Ihrer Flexibilität.

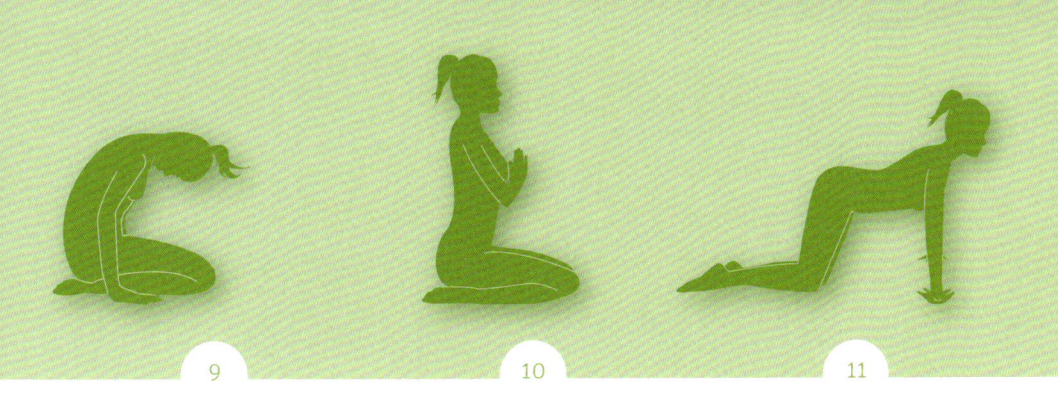

9 10 11

Child 2 – Garbhasana

8   Am Ende der Einatmung schieben Sie das Becken in Richtung Fersen. Legen Sie den Oberkörper auf den Oberschenkeln ab, und lassen Sie beide Ellenbogen zur Matte sinken. Lassen Sie beide Hände in *Trikona-Mudra* gleiten, die Handteller liegen am Boden, rechte und linke Daumenspitzen sowie rechte und linke Zeigefingerspitze berühren sich. Zwischen den vier Fingern entsteht ein Dreieck. Ziehen Sie sich bewusst in Ihre Mitte zurück, kuscheln Sie sich um Ihr Herz.

9   Ausatmend rollen Sie das Becken ein, die Hände gleiten daneben, die Schultern werden senkrecht über dem Becken ausgerichtet. Rollen Sie einatmend die Wirbelsäule Stück für Stück auf.

Natural Seat – Vajrasana

10   Im Fersensitz werden die Hände vor dem Herzen in *Anjali-Mudra* geführt, abschließend wird der Kopf angehoben.

Cat – Cakravakasana

11   Mit geradem Rücken neigen Sie sich aus dem Hüftgelenk wieder nach vorn in die Katzenposition. Beide Hände liegen gefächert unter den Schultern, die Fingerspitzen zeigen zueinander.

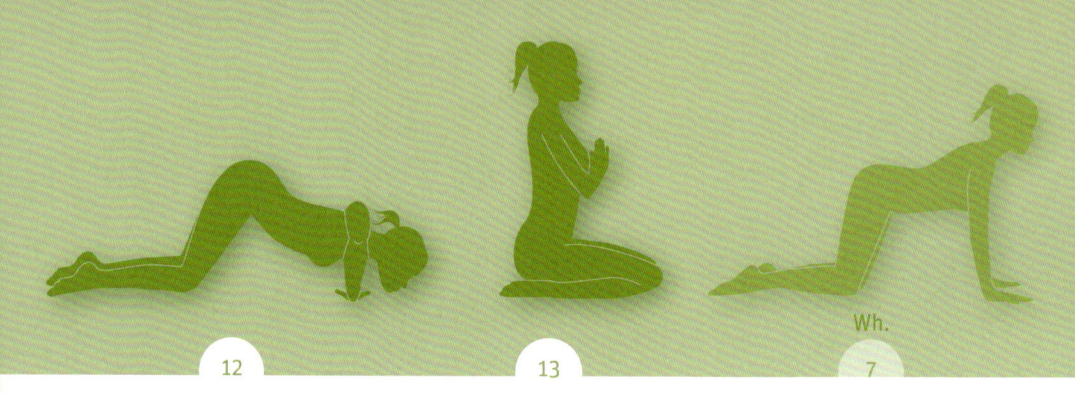

Cat Bow 1 – die Katze verneigt sich vor der Erde (Variante 1)

12 Ausatmend beugen Sie beide Ellenbogen nach außen und lenken das Brustbein zwischen die Hände. Ihre Wirbelsäule bleibt aufgerichtet, der Schultergürtel bleibt weit und kraftvoll ausgerichtet. Einatmend strecken Sie im gleichen Rhythmus wie das Beugen die Arme wieder in die Haltung der *Katze* **(siehe Abb. 7 o. Wh. 7)**. Wiederholen Sie, geführt von Ihrer Atmung, das Verneigen der *Katze* vor der Erde. Ihre Arme stehen in enger Verbindung zur Ihrem Herzchakra. Entscheiden Sie sich bei jedem Bow, wie tief Sie sich verneigen, um gestärkt wieder in die *Katze* zu fließen. Abschließend schieben Sie aus der Haltung der *Katze* das Becken wieder in Richtung Fersen und spüren in der *Haltung des Kindes* **(siehe Abb. 8)** nach.

Natural Seat – Vajrasana

13 Wieder ausatmend rollen Sie das Becken ein, die Schultern sind senkrecht über dem Becken ausgerichtet. Einatmend wird Wirbel für Wirbel aufgerollt, die Hände werden in *Anjali-Mudra* vor dem Herzen geschlossen, und dann wird der Kopf aufgerichtet.

Mountain – Parvatasana

14 Kommen Sie einatmend mit geradem Rücken aus dem Hüftgelenk nach vorn in die *Katze* **(siehe Wh. 7)**. Ausatmend strecken Sie beide Beine. Halten Sie den Oberkörper aufrecht, während Sie das Becken wieder spitz in Richtung Himmel schieben. Stimmen Sie Lenden-, Brustwirbelsäule, Nacken und abschließend den Kopf auf die *Haltung des Berges* ab, und dehnen Sie den Oberkörper zu den Beinen. Halten Sie den *Berg* eine vollständige Einatmung lang. Lassen Sie mehr und mehr Weite über die gesamte Rückseite Ihres Körpers zu.

Cat – Cakravakasana

15 Senken Sie ausatmend das Kinn in Richtung Brustbein, und führen Sie die Wirbelsäule, von oben beginnend, wieder in einen harmonischen Bogen. Verlagern Sie das Gewicht auf die Hände, beugen Sie beide Beine, und legen Sie sie sanft auf der Matte ab. Formen Sie eine Katze mit rundem Rücken **(siehe Wh. 6)**. Richten Sie einatmend den Rücken wieder, vom Becken beginnend, Wirbel für Wirbel in die Katzenposition auf. Verfolgen Sie achtsam die Wellenbewegung jedes einzelnen Segments Ihrer Wirbelsäule.

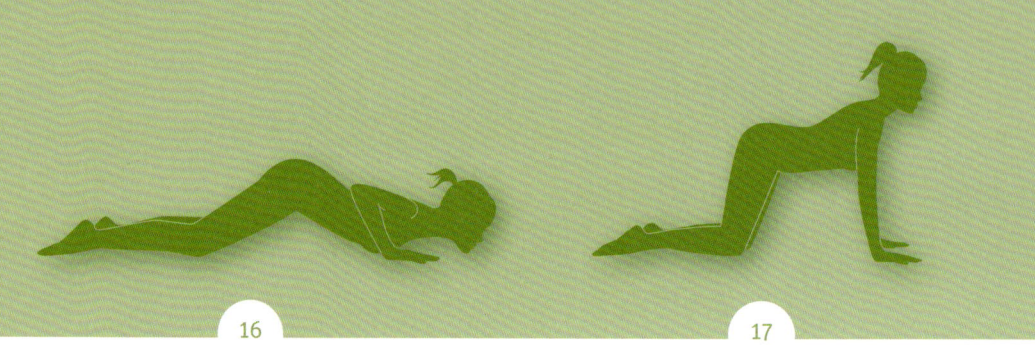

16   17

Cat Bow 2 – die Katze verneigt sich vor der Erde (Variante 2)

16 Beugen Sie ausatmend beide Arme eng am Oberkörper, und senken Sie das Brustbein zwischen den Händen in Richtung Boden. Lenken Sie die Schulterblätter in Richtung Becken, und halten Sie die Wirbelsäule lang und stabil.

Cat

17 Einatmend kommen Sie über die Streckung der Arme wieder in die *Katze*. Ausatmend strecken Sie beide Beine und schieben das Becken wieder nach oben in die *Haltung des Berges* **(siehe Abb. 14)**.

Wiederholen Sie auf der Welle Ihrer Atmung diesen Cat-Flow 3- bis 5-mal:

- Ausatmen: Mountain und in der Einatmung halten **(Abb. 14)**
- ausatmen: *Cat Tuck* **(Abb. 6)**
- einatmen: *Cat* **(Abb. 15)**
- ausatmen: *Cat Bow 2* **(Abb. 16)**
- einatmen: *Cat* **(Abb. 15)**

Dehnen Sie sich mit Eleganz aus der *Katze* in den *Berg*. Spüren Sie die lebensfrohe Beweglichkeit Ihrer inneren Achse bei den Wellen aus dem *Berg* in die *Katze*, und erleben Sie Ihre inneren und äußeren Kräfte, wenn die *Katze* sich verneigt.

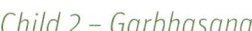

Aktivität als Herzensfreude

Child 2 – Garbhasana

18 Beenden Sie Ihren Katzen-Flow, schieben Sie das Becken zurück in die *Kindeshaltung*, und spüren Sie nach. Erfreuen sie sich an der Ruhe nach der Dynamik des Flows.

Natural Seat – Vajrasana

19 Atmen Sie aus, und rollen Sie gleichzeitig das Becken ein – die Hände gleiten am Boden neben das Becken, die Schultern werden über dem Becken ausgerichtet. Rollen Sie sich einatmend in den Fersensitz auf, die Hände in der Gebetshaltung vor dem Herzen, und richten Sie den Kopf auf.

Cat – Cakravakasana

20 Neigen Sie einatmend mit langem Rücken aus den Hüftgelenken den Oberkörper nach vorn in die *Katze*.

Runner – Ausfallschritt

21 Verlagern Sie das Gewicht auf Ihr linkes Knie. Ziehen Sie ausatmend die Bauchdecke zur Wirbelsäule. Sie rundet sich, so entsteht ausreichend Raum, um aus Ihrer inneren Kraft den rechten Fuß zwischen beide Hände zu stellen. Nutzen Sie wieder Yoga-Klötze, um Ihren Bewegungsraum zu erweitern und mit Leichtigkeit den Schritt nach vorn zu setzen. Lassen Sie einatmend die linke

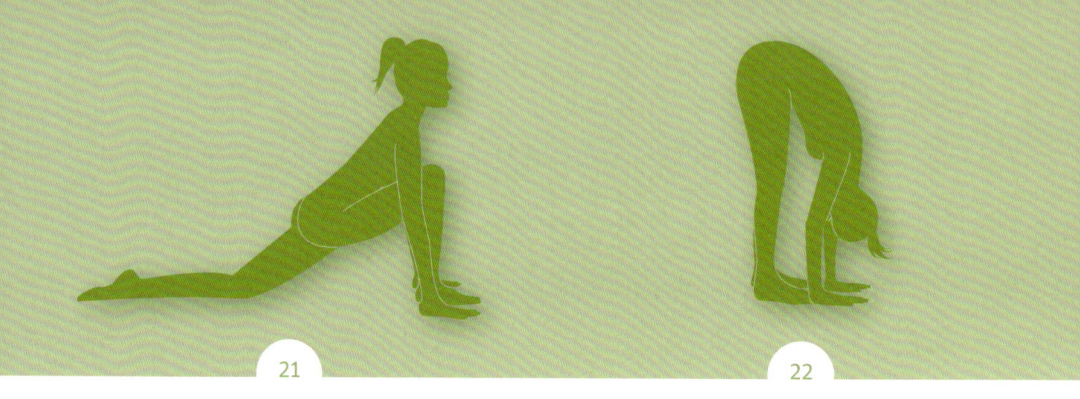

21 22

Leiste in Richtung Boden sinken, und richten Sie Wirbel für Wirbel den Oberkörper auf. Aus der festen Verbindung zur Erde durch Ihre Beine und Hände heraus richten Sie sich mit Wohlgefühl und Vitalität zur Sonne auf.

Earthtouch – Uttanasana

22 Nehmen Sie die Verbindung Ihres rechten Fußes zum Boden wahr. Verlagern Sie das Körpergewicht nach vorn auf das rechte Bein, bis der rechte Fuß Sie trägt und der Oberkörper auf dem rechten Oberschenkel liegt. Strecken Sie ausatmend das linke Knie. Schieben Sie das Becken nach oben, strecken Sie das rechte Bein, bis Sie den linken Fuß neben den rechten stellen können. Atmen Sie ein, und verbinden Sie sich wieder durch Füße und Hände mit der Erde. Gelingt es Ihnen, den Kopf vollständig hängen zu lassen? Alle Spannungen aus Nacken und Schultern herausfließen zu lassen? Ausatmend beugen Sie beide Knie leicht, rollen das Becken ein und rollen sich Wirbel für Wirbel wieder auf, bis sich die Schultern über dem Becken befinden. Kopf, Schultern und Arme hängen entspannt, Daumen und Zeigefingerspitzen berühren sich im *Om-Mudra*.

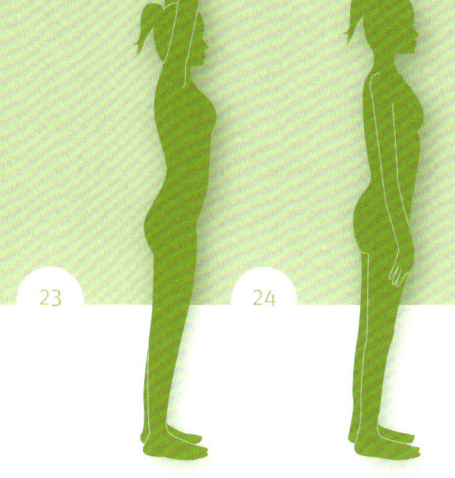

23 24

Upward Salute – Urdhva Hastasana

23 Einatmend führen Sie die Arme im großen Bogen über die Seiten nach oben. Richten Sie den Kopf auf, und schließen Sie die Hände im *Anjali-Mudra* über dem Kopf. Ausatmend gehen Sie über in *Earthtouch* **(siehe Abb. 22)** und führen den Gruß an die Sonne, beginnend mit dem linken Fuß, aus.

Standing – Samasthiti

24 Spüren Sie abschließend im Stand dem vitalisierenden Flow nach.

Was Sie lernen können:

Der Sonnengruß lehrt, sich Dingen zu öffnen und sich zurückzuziehen, sich respektvoll zu verneigen oder aufzuschauen, Flexibilität zu leben, aber auch die nötige Kraft zu besitzen. Mit Hilfe der achtsamen Ausführung erkennen Sie, was Sie innerlich bremst oder körperlich einschränkt.

Welche wohltuenden Effekte Sie erleben können:

Dieser Übungsflow mobilisiert die gesamte Wirbelsäule, löst Blockaden, regt den Kreislauf an und ist eine ausgeglichene Herausforderung an Dehnung und Kraft für den gesamten Körper.

Überblick zur Sonnengrußvariante

Damit Sie den Ablauf des Sonnengrußes besser verfolgen können, haben wir hier die wichtigsten Schritte noch einmal wiederholt. Die Nummerierung entspricht den Übungsschritten von den Seiten 46–57, auf denen Sie die ausführliche Textbeschreibung nachlesen können.

Achtung: Nach Übung 19 unbedingt die Schrittfolge von 20 und 21 (hier nicht noch einmal abgebildet, siehe S. 55 und 56) einhalten, bevor Sie wieder zum Übungsschritt 1 kommen.

Je öfter Sie diesen Yoga-Flow üben, desto geschmeidiger werden die Übergänge zwischen den einzelnen Schritten. Üben Sie am Anfang lieber langsam, und finden Sie allmählich Ihren Rhythmus.

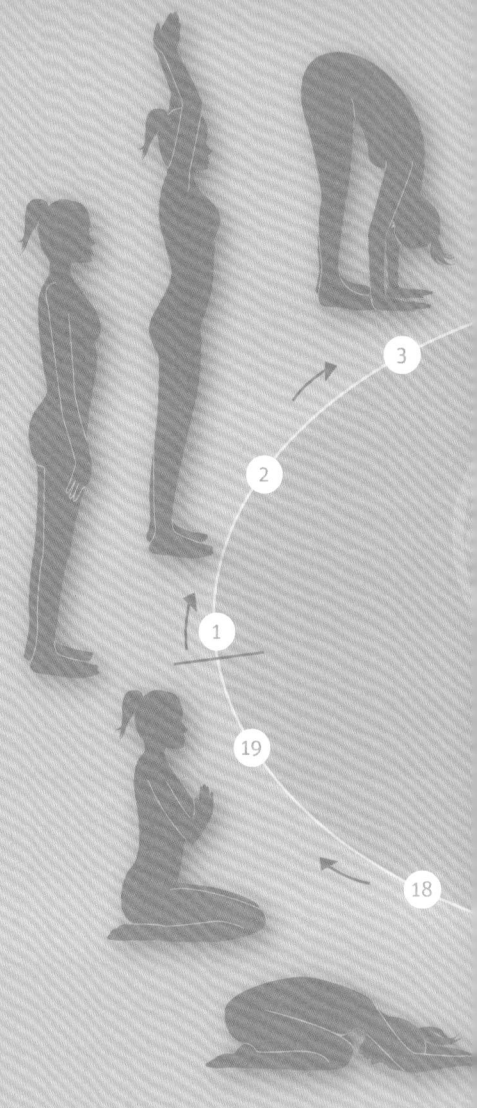

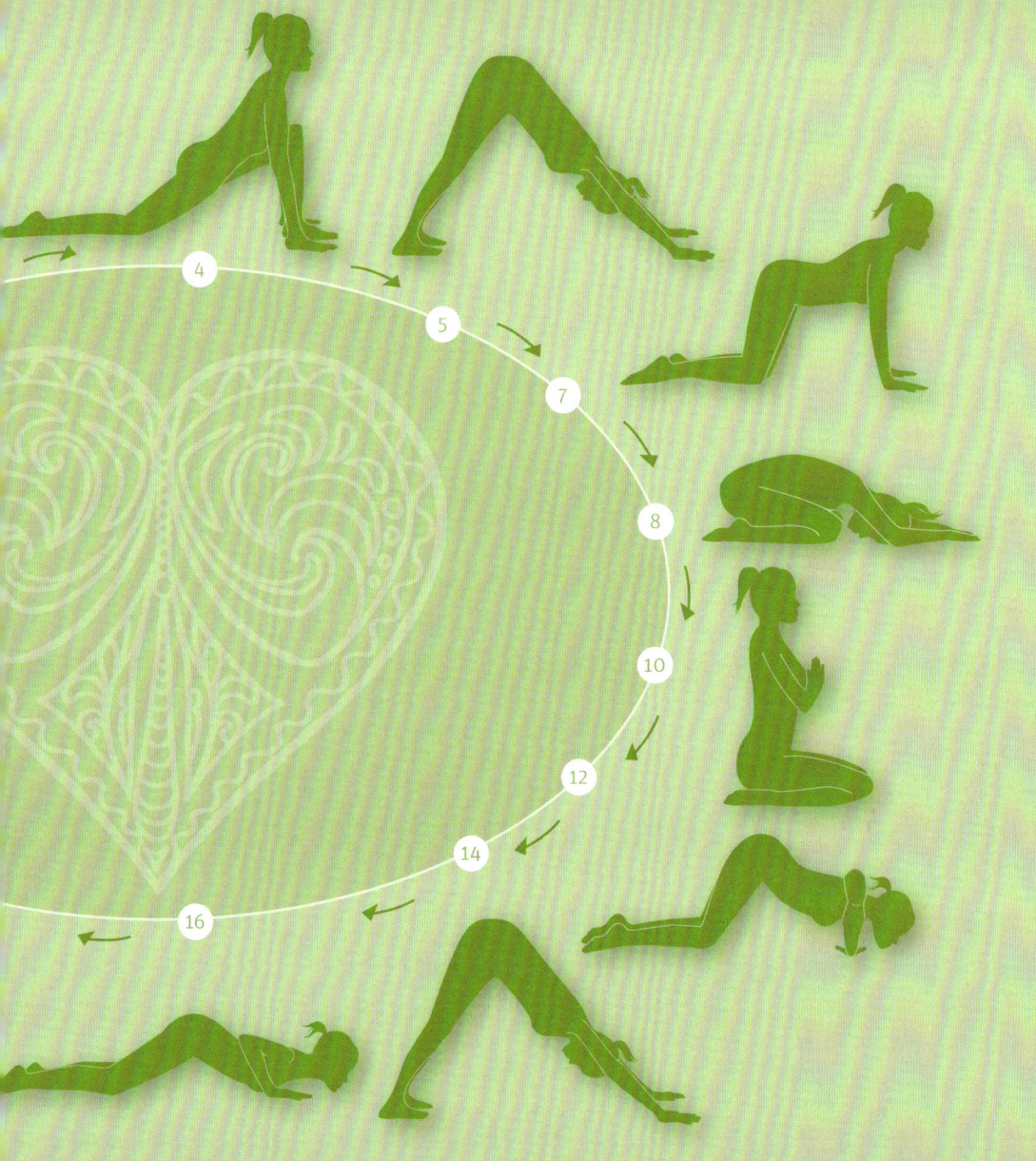

Sadhana der Lust

»Der Egoismus –
ich brauche den anderen für mich, für mein Glück –
ist die Kraft des Eros; die Erkenntnis, ich werde nur glücklich
durch das Glück des anderen, ist die Weisheit des Eros.«

(Helmut Gollwitzer, ev. Theologe)

C. G. Jung spricht in seiner Archetypenlehre von der inneren Frau, die in jedem Mann lebt, und dem inneren Mann, der in jeder Frau lebt. Gemäß der Yoga-Philosophie sind weibliche und männliche Kräfte in der Natur aller Dinge enthalten und ihr Wechselspiel sorgt für das Bestehen des Universums. Einige Götterskulpturen versinnbildlichen die rechte Körperseite als *Shiva*, den Mann, Gott der Zeit und der Zerstörung, und die linke Körperseite als *Shakti*, seine Frau, die Raum und Erhaltung symbolisiert.

Ein erster Schritt zur erfüllten Beziehung zum anderen Geschlecht ist, Streit und Ablehnung der eigenen inneren Frau oder des inneren Mannes abzulegen, konstruktiv und verständnisvoll mit den gegengeschlechtlichen Eigenschaften umzugehen und erworbene Männer- und Frauenbilder zu hinterfragen. Wenn Sie also gefühlsbetonte Sichtweisen als typisch weiblich betrachten und Intelligenz als kalt, berechnend und männlich, werden Sie immer in einer Sackgasse landen. Insbesondere dann, wenn Sie diese Haltung nach außen in die Beziehungen projizieren. Überwinden Sie somit das Trennende, nehmen Sie sich mit beiden Polen an, und betrachten Sie beide Seiten mit Verständnis und Liebe.

Kama als Teil des Yoga-Weges ist der Liebestrieb oder die erotische Liebe. Die emotionale Erfüllung wird in Verbindung mit *Moksha*, der Befreiung, angestrebt. *Kama* bedeutet aber nicht das Ausleben der Lust als pures Vergnügen oder gar die Erfüllung egoistischer Wünsche, sondern meint die Verschmelzung. Sie ist die Auflösung der Dualität, des Trennens der äußeren Welt »du« und der inneren Welt »ich«, und vermittelt die tiefgreifende Erfahrung der Verbundenheit allen Seins, die in der Sexualität nur einen möglichen Ausdruck findet.

Meditation über den Partner/die Partnerin

Begeben Sie sich in einen Meditationssitz Ihrer Wahl. Entspannen Sie den Körper, das Gesicht und Ihre Augen. Entspannen Sie Ihren Stirnraum. Nehmen Sie innerlich die Haltung einer weisen Frau, eines weisen Mannes an. Sie strahlen Güte, Würde, innere Schönheit und Liebe aus.

- In Ihrer Vorstellung kommt nun ein Mensch des anderen Geschlechts auf Sie zu. Er möchte bei Ihnen sein und setzt sich zu Ihnen. Sie sitzen schweigend nebeneinander.
- Stellen Sie sich nun die positiven Eigenschaften Ihres Gegenübers vor. Tauchen Sie ein in dessen Wohlwollen, Güte, Verständnis, Humor, übertreiben Sie gern ein wenig in Ihrer Vorstellung. Antworten Sie auf diese Offenheit und Herzenswärme ebenfalls mit Rücksicht und Zuneigung.
- Fragen Sie sich nun, welche Schwierigkeiten in Ihrem Miteinander auftreten könnten. Nehmen Sie diese als Herausforderung an, und suchen Sie nach den guten Seiten, die hinter jedem Verhalten stehen. Lassen Sie sich Zeit, auf Ihre innere Weisheit zu hören und Kopf, Herz und Bauch zu verbinden. Als Symbol der positiven Übereinstimmung überreichen Sie Ihrem Gegenüber dann eine Blume, ein Zeichen der ernsthaften Hingabe und des Glaubens an das Gute.

Verweilen Sie einen Moment in der Stille und dem Gefühl des verständnisvollen Miteinanders.

Atmung bis tief in das Becken
Verborgene Schwingungen erkunden

- Setzen Sie sich aufrecht auf eine harte Unterlage, auf einen Stuhl oder, wenn möglich, auf eine Yoga-Matte ohne Meditationskissen. Lenken Sie Ihre Aufmerksamkeit zu Ihrer Beckenschale, und beginnen Sie, diese zu kreisen. Nehmen Sie aufmerksam wahr, wie sich die Bauchdecke nach innen bewegt bei der Kreisbewegung nach hinten, nach außen beim Vorwärtskreisen, und wie Sie mal vor, rechts, links und mal hinter den Sitzbeinknochen sitzen. Variieren Sie die Richtungen und die Größe der Kreise. Lassen Sie die Kreise dann kleiner werden, bis Sie genau auf beiden Sitzbeinknochen sitzen.
- Richten Sie Ihre Aufmerksamkeit auf die vier Knochen, zwischen denen sich Ihr Beckenboden spannt, die beiden Sitzbeinknochen, Ihr Schambein und Ihr Steißbein. Lassen Sie Ihren Atem kommen und gehen. Visualisieren Sie die Bewegungen Ihres Beckenbodens, der sich mit jeder Einatmung ausdehnt, als wollte er den Atem nach unten locken. Wenn Ihr Beckenboden harmonisch kontrahiert, nähern sich die vier Knochen, während Sie ausatmen. Beobachten Sie weiter, und stellen Sie sich nun Ihren Beckenboden als eine Trommel vor. Spüren Sie jede Schwingung, jede Vibration in Ihnen.

Was Sie lernen können:
Sie unterstützen auf körperlicher Ebene die Aufrichtung, die Stabilität der Wirbelsäule und wirken Organsenkungen präventiv entgegen. Auf der Gefühlsebene erleben Sie den Beckenboden wieder als Impulskraft.

Sadhana der Lust

Vitalität des Beckens
Baddha Konasana – Schmetterlingssitz

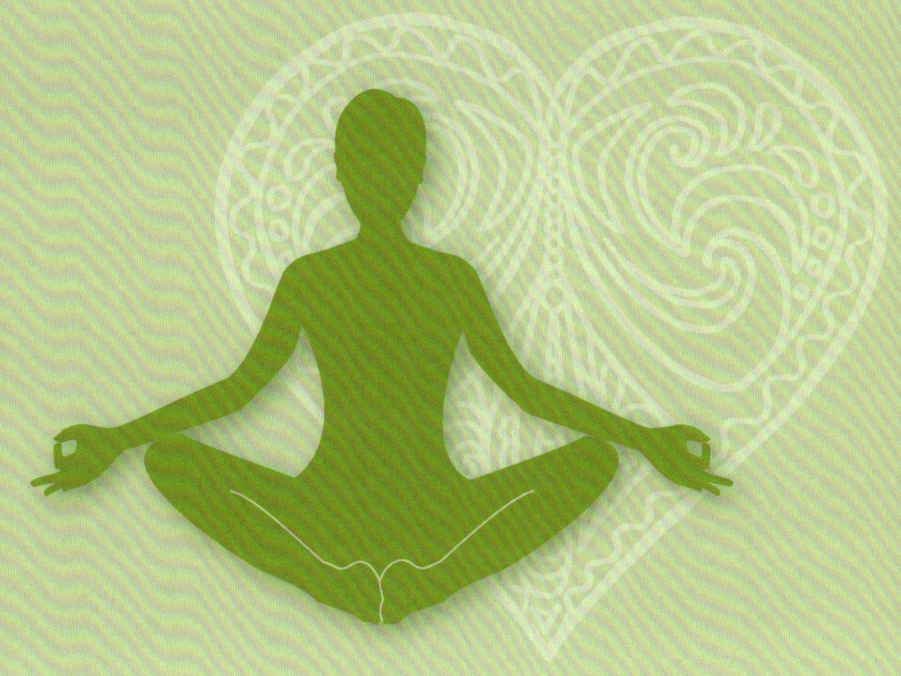

»Je mehr du deinen Körper belebst,
desto bewusster wirst du in deinem Selbst.«

(Yesudian)

1. Setzen Sie sich auf den höchsten Punkt Ihrer Sitzbeinknochen. Ein kleines Kissen kann die Position erleichtern, oder nutzen Sie eine Wand, die Sie vom Kreuzbein bis zum Hinterkopf bei der Aufrichtung unterstützt. Beide Beckenkammknochen und Ihr Schambein bilden ein vertikales Dreieck. Ihre Schultern sind entspannt und senkrecht über dem Becken ausgerichtet.
2. Legen Sie beide Fußsohlen aneinander, und lassen Sie die Knie nach außen sinken. Ziehen Sie die gebeugten Beine nur so weit zum Körper heran, dass Sie Ihre aufrechte Sitzposition beibehalten. Um die Leisten sowie die Muskulatur an den Innenseiten Ihrer Oberschenkel vollständig zu entspannen und eine effektive Dehnung zu erreichen, unterlagern Sie die Knie mit zwei Kissen oder Yoga-Klötze.
3. Verweilen Sie mehrere vollständige Atemzüge lang mit langer Ausatmung und der Konzentration auf Ihrem ersten Chakra an der Basis des Beckenraums.

Was Sie lernen können:

Das *Muladhara-Chakra* (Wurzel-Chakra) hat seinen Sitz im Beckenbodenbereich, zwischen Anus und Genitalien auf Steißbeinhöhe. Es ist die Basis aller *Chakren*. Im Leben verwurzelt zu sein, Sicherheit und Stabilität zu genießen, aber auch tiefe innere Überlebensmuster und der Selbsterhaltungstrieb sind die Themen, die damit verbunden sind.

Welche wohltuenden Effekte Sie erleben können:

Diese Übung dehnt die innere Oberschenkelmuskulatur und weitet die Leisten – einen sensiblen Körperraum, der Oberkörper und Beine verbindet. Sie entlastet die Hüftgelenke, den unteren Rücken sowie die Organe des kleinen Beckens und kann spannungsbedingte Schmerzen der Menstruation lindern.

Dialog mit dem Becken
Cradle-Stretch – die Wiegen-Dehnung

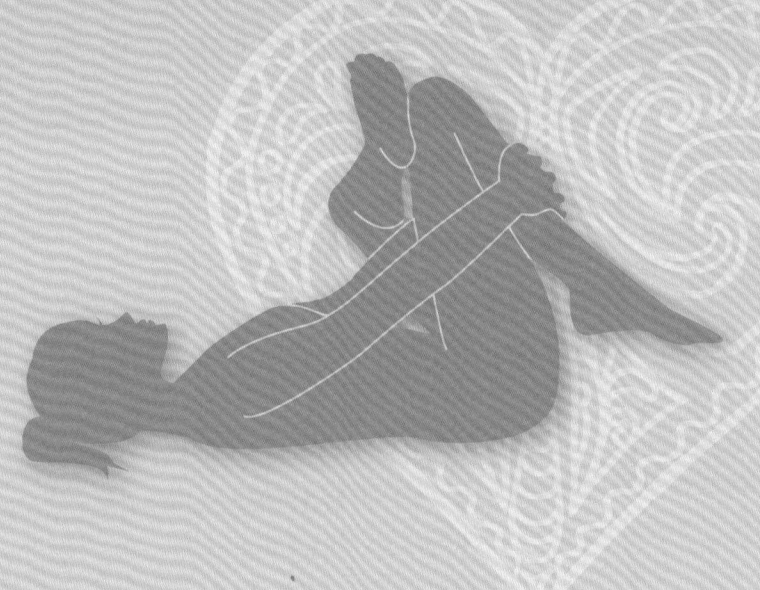

1 Ausgangsstellung: In Rückenlage stellen Sie den rechten Fuß in angenehmer Distanz zum Becken auf. Drehen Sie das linke Bein aus dem Hüftgelenk heraus, und legen Sie den Außenknöchel des linken Fußes auf den rechten Oberschenkel.

2. Lenken Sie ausatmend die Bauchdecke zur Wirbelsäule, und bringen Sie beide Beine über den Körper.
3. Verschränken Sie vorsichtig beide Hände an der Rückseite des rechten Oberschenkels oder am rechten Schienbein, der rechte Arm kommt von der Außen-, der linke Arm von der Innenseite des rechten Beins **(siehe Abb.)**.
4. Lassen Sie beide Schultern und das Becken schwer in die Matte sinken. Mit jeder Ausatmung ziehen Sie sanft das rechte Bein zum Körper heran, drehen gleichzeitig das linke Bein aus dem Hüftgelenk nach außen, lassen den Abstand zwischen Oberkörper und linkem Oberschenkel immer weiter werden.
5. Vergewissern Sie sich, dass der linke Fuß in der natürlichen Haltung zum Unterschenkel bleibt. Aus der Rückenlage ist Ihre Fußsohle für Sie nicht sichtbar. Damit verhindern Sie eine belastende Verdrehung des Knies und des Sprunggelenks.
6. Lenken Sie den Atem und Ihre Aufmerksamkeit auf die Dehnung.
7. Um die Haltung zu verlassen, lösen Sie die Hände, stellen Sie zunächst den rechten und dann den linken Fuß vor dem Becken zurück zum Boden.

Was Sie lernen können:

Das Becken wird häufig als Sitz der Polaritäten, der nach außen strebenden männlichen Sonnenkraft in uns und der passiven, gefühlvollen weiblichen Mondkräfte, gesehen, nicht zuletzt als Haus der Organe und der Geschlechtsorgane. Lassen Sie Raum und Weite im Becken zu, um Ihre Fähigkeit der Beziehung und der Hingabe, des Nehmens und Gebens und einfühlsamen Öffnens und Annehmens zu stärken.

Welche wohltuenden Effekte Sie erleben können:

Diese Übung dehnt die äußere Oberschenkel- und Beckenmuskulatur, die in unserer Sitzkultur sehr häufig einen zu hohen Tonus aufweist.

Geschmeidigkeit, Kraft und Anmut

Extended Mountain und Swan – Parvatasana und Hamsasana

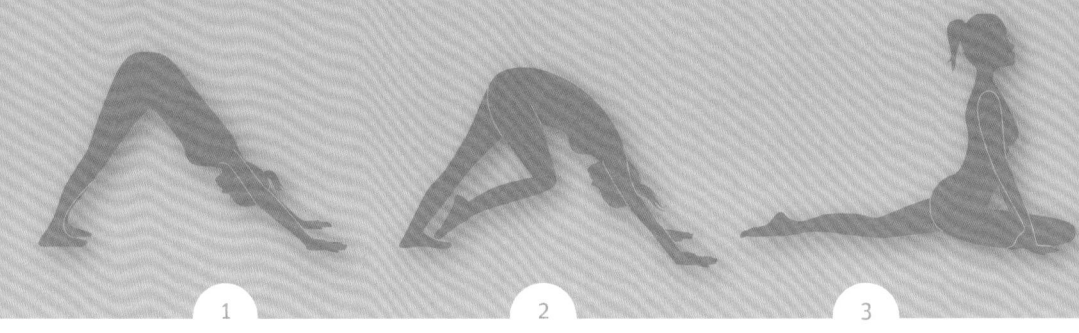

1   2   3

Mountain

1. Beginnen Sie in der *Katzenposition* (siehe S. 50). Beide Hände sind weit gefächert, die Knie etwas hinter den Hüftgelenken ausgerichtet, beide Fußballen aufgestellt. Ausatmend strecken Sie beide Beine, schieben das Becken nach oben und senken den geraden Rücken zwischen den Armen in Richtung Beine. Halten Sie den *Berg* für die Einatmung.
2. Ausatmend senken Sie das Kinn in Richtung Brustbein, runden den Rücken über den Nacken, die Brust- und Lendenwirbelsäule, drücken den linken Fuß zum Boden und führen das rechte gebeugte Bein nach vorn.

Swan

3. Senken Sie beide Knie gleichzeitig zum Boden, und richten Sie sich einatmend Wirbel für Wirbel in die Haltung des Schwans auf. Lenken Sie die linke Hüfte nach vorn und die rechte nach hinten, um die Beckenschale auszubalancieren.

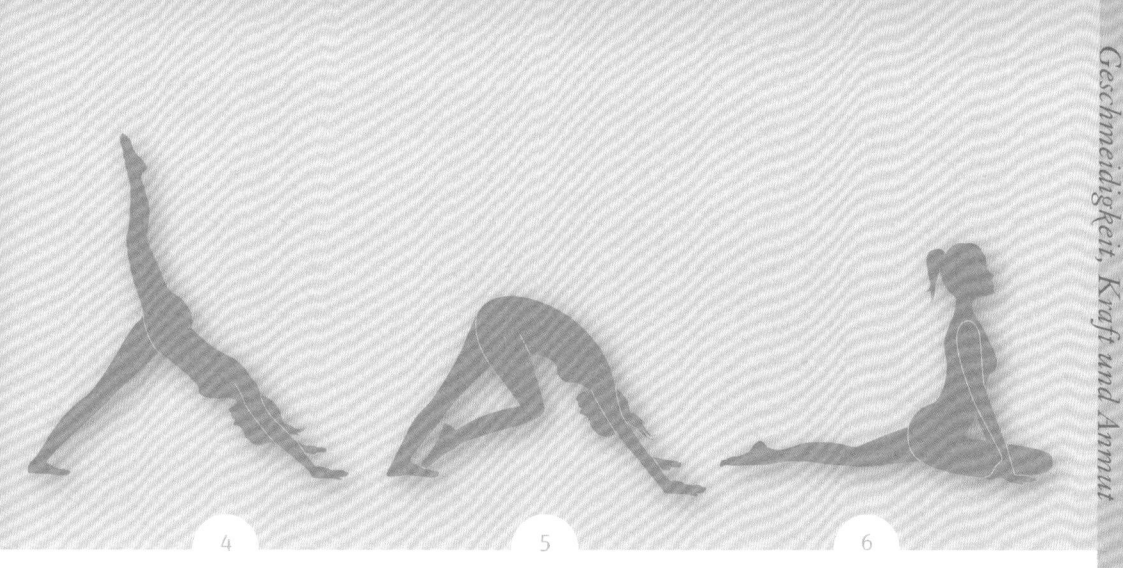

Extended Mountain

4 Ausatmend strecken Sie das linke Knie, halten den Oberkörper aufgerichtet und führen das rechte Bein zurück. Einatmend heben Sie das gestreckte linke Bein im weiten Bogen nach hinten an und führen den Oberkörper in die *Bergposition*. Beide Beckenkammknochen bleiben in einer Ebene, beide Hände tragen das gleiche Gewicht. Das Rechteck zwischen Boden, Armen und Schultern bleibt ausgeglichen.

5 Ausatmend lassen Sie das rechte Bein gestreckt sinken und leiten gleichzeitig mit dem Kopf die Wellenbewegung der Wirbelsäule ein. Das rechte gebeugte Bein wird unter dem Körper nach vorn geführt.

Swan

6 Einatmend legen Sie beide Knie gleichzeitig ab und rollen sich Wirbel für Wirbel in den *Schwan* auf. Wechseln Sie nun spielerisch und fließend zwischen dem gestreckten *Berg* und

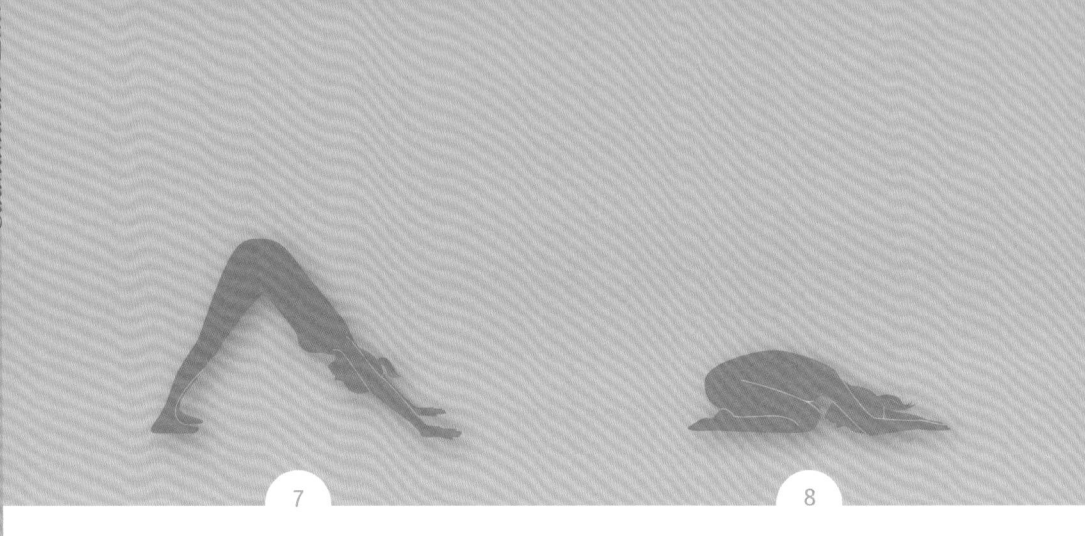

7

8

dem *Schwan*. Wenn es den Bewegungsfluss unterstützt, wählen Sie den Rhythmus: ausatmend gestreckter *Berg*, einatmend *Schwan*. Bleiben Sie konzentriert und aufmerksam bei der Ausführung Ihrer Bewegung.

Mountain

7 Um den Bewegungszyklus zu beenden, strecken Sie im *Schwan* das linke Knie, halten den Oberkörper aufgerichtet und stellen den rechten Fuß neben den linken. Dehnen Sie den Oberkörper in Richtung Beine, bis der Kopf zwischen den Armen ist.

8 Beginnen Sie den Flow mit dem *Schwan* auf der linken Seite, oder gönnen Sie sich eine Pause. Kommen Sie über die Haltung der *Katze* in die Kindeshaltung.

Was Sie lernen können:

Erleben Sie das Becken mal in luftiger Höhe und dann gut geerdet als Ausgangspunkt für Ihre Aufrichtung. Entspannen Sie sich in die Dehnungen hinein; spüren Sie Offenheit

Geschmeidigkeit, Kraft und Anmut

für Beziehungen zu anderen Menschen, aber auch für das Selbst (den Atem). Denn *Hamsa*, der Schwan oder die Wildgans, hat spirituelle Bedeutung, und *Prana* symbolisiert die Lebenskraft. Beweglichkeit ist der Weg, sich Neuem zu öffnen, Liebe, ansteckende Begeisterung für die Kunst und die Aufgaben des Lebens zu empfinden.

Welche wohltuenden Effekte Sie erleben können:

Die Haltung des *Bergs* ist eine angenehme Entlastung für den Rücken, sie dehnt die Brustmuskulatur, die Achseln und die Rückseite der Beine. Auch die Muskulatur der Hände, Arme und des Schultergürtels wird gekräftigt. Im *Schwan* werden die Außenseite des Oberschenkels und die Gesäßmuskulatur des vorderen Beins und die innere Hüftmuskulatur des hinteren Beins gedehnt. Die Aufrichtung aus dieser fordernden Haltung des Beckens kräftigt die Rückenmuskulatur.

Im Beckenraum ruhen
Supta Konasana – liegende Winkelhaltung an der Wand

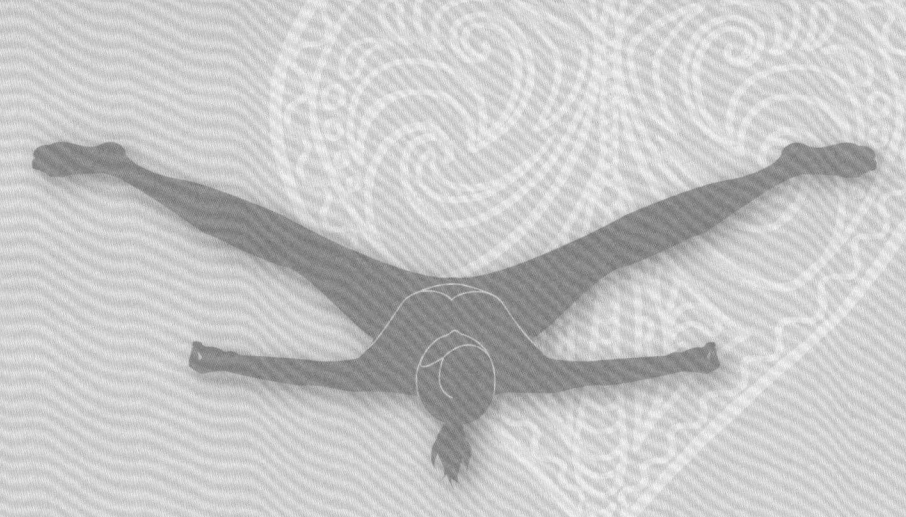

»Sex ist die vitalste Energie, die der Mensch hat,
darf aber kein Selbstzweck sein.
Sex sollte den Menschen zu seiner Seele hinführen –
von der Lust zum Licht. Das ist das Ziel.«

(Osho)

1. Legen Sie sich auf den Rücken, und lehnen Sie beide Beine senkrecht an der Wand an. Rutschen Sie mit dem Becken bis zur Wand, so dass ein rechter Winkel zwischen Oberkörper und Beinen entsteht. Breiten Sie die Arme in einer entspannten Position neben dem Oberkörper aus.
2. Lassen Sie behutsam beide Beine an der Wand in eine weite Grätsche sinken. Entspannen Sie die Innenseiten der Oberschenkel, und geben Sie das Gewicht der Beine an die Wand und das des Oberkörpers an die Matte ab.
3. Lassen Sie den Atem gelassen bis in den unteren Atemraum fließen.

Was Sie lernen können:

Das Motto des zweiten *Chakras*, welches sich in Höhe des Kreuzbeins befindet, lautet, Emotionen und Wünsche lustvoll und mit Freude zuzulassen und zu erleben. Es ist dem Element Wasser zugeordnet. 80 Prozent des Körpers besteht aus Wasser, so wie auch der überwiegende Teil der Erdoberfläche. Es ist essenziell für die Befruchtung, für das Wachstum, für die Erneuerung und die Lebenserhaltung. Das Weiche und das Fließende kann alles Starre lösen, viel Angestautes in Bewegung bringen und den Fluss des Lebens anregen. Eine bewusste Interaktion zwischen anderen Menschen, soziale Beziehungen sind ebenso das zentrale Thema des zweiten Chakras wie die lustvolle Vereinigung mit dem anderen Geschlecht, das Spiel der Erotik, die Sinnlichkeit, die Sexualität, aber insbesondere die Fähigkeit des Nehmens und Gebens. Indem Sie sich und Ihre Beine tragen lassen und sich gleichzeitig öffnen und sanft dehnen, werden Sie eine sinnliche Hingabe spüren, die aus dem kreativen Potenzial Ihres Beckens kommt.

Welche wohltuenden Effekte Sie erleben können:

Diese Übung regt den venösen Rückstrom an, dehnt die Innen- und Rückseiten der Oberschenkel und entspannt die inneren Organe.

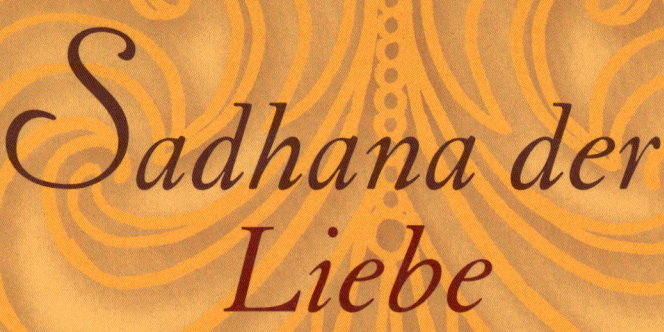

Sadhana der Liebe

»Man soll über die Liebe nicht sprechen,
sondern nur aus Liebe handeln, in Liebe leben.«

(Ramakrishna)

Die Liebe ist das Einzige, was nicht weniger wird, wenn wir es verschwenden, im Gegenteil: Je mehr wir geben, desto reicher fühlen wir uns. Festgefahrene Verhaltensmuster, verletzende Erlebnisse und Enttäuschungen, die zum Teil vom Tanz der Hormone ausgelöst werden, schaffen häufig eine tiefe Diskrepanz zwischen unserer natürlichen Offenheit und der Fähigkeit, Gefühle zu leben. Ein zunächst als Schutz aufgebauter Panzer um das Herz versperrt den Zugang zu Herzenswärme und Freundlichkeit sich selbst und anderen gegenüber.

Die Yoga-Philosophie bringt uns die Erkenntnis, dass Vergangenes nicht rückgängig zu machen ist. Indem Sie sich aber selbst achten und es vermeiden, andere zu verletzen, können Sie eine neue Lebensqualität erreichen. Die Liebe, die Sie schenken, jedes Handeln in Verbindung mit dem Herzen wird sich in allen Lebenssituationen widerspiegeln. Die Liebe fließt unaufhörlich durch Sie, in Ihnen, von Ihnen und wieder zu Ihnen.

Das Herz wird schon immer als emotionales Zentrum gesehen, als Sitz unserer Seele, des göttlichen Funkens. Die Überbewertung von Kopf und Verstand in unserer Gesellschaft führt oft zu Entscheidungen und Handlungen, die das Herz nicht mittragen kann. Auf Dauer führt das zu Unzufriedenheit und Härte. Besinnen Sie sich auf Ihre Herzensqualitäten, und treten Sie in die Resonanz dieser Schwingungen. Beginnen Sie mit dem liebevollen Umgang mit den Menschen in Ihrem direkten Umfeld, einer sehr persönlichen, liebenden Beziehungskultur. In diesen Zuwendungen schwingt die universelle Liebe, die tiefe Verbundenheit zu allem – die liebevollen Verbindungen von Mensch zu Mensch, von Mensch zur Welt, von Mensch zum Kosmos, von Mensch zum Göttlichen.

Meditation der Herzenswärme

Nehmen Sie eine bequeme Sitzhaltung ein, und entspannen Sie sich. Lassen Sie Ihren Geist ruhen, und nehmen Sie die Haltung der stillen Beobachterin ein. Lenken Sie den inneren Blick zu den fühlbaren Atembewegungen Ihres Herzraums.

- Denken Sie an sich als ein geliebtes Kind oder an die Person, die Sie heute sind. Lassen Sie sich erfüllen von inniger Herzenswärme Ihnen selbst gegenüber. Verbinden Sie sich mit dem Wunsch nach Frieden, Glück und Liebe für sich selbst.
- Nach einiger Zeit, wenn Sie sich bereit fühlen, dehnen Sie diese Herzenswärme aus auf eine andere Person, die Ihnen sehr zugetan ist und die für Sie viel Gutes getan hat: *Möge sie mit Herzenswärme erfüllt sein. Möge sie sich friedlich und gelassen fühlen. Möge sie glücklich sein.* Wenn sich Ihre Liebe für diejenigen entfaltet hat, denen Sie viel verdanken, beziehen Sie weitere Menschen in Ihre Meditation mit ein.

Was Sie lernen können:

Praktizieren Sie diese Meditation mehrere Wochen lang so oft wie möglich, um sich mehr und mehr mit Ihrer Herzensqualität zu verbinden. Je erfahrener Sie werden, desto mehr können Sie die Meditation auf andere erweitern. Schließlich können Sie probieren, die Menschen einzubeziehen, mit denen Sie Schwierigkeiten haben. Wenn Sie diese Meditation in den Alltag einbeziehen, werden Sie dabei in Anwesenheit anderer Menschen eine tiefe innere Wärme, eine stille Kommunikation aus Mitgefühl und Verständnis und die Kraft der Liebe spüren.

Sanfte Berührung des Herzens
Das Atemgespräch

- Im aufrechten Sitz heben Sie einatmend beide Schultern und lassen sie ausatmend bewusst locker fallen. Wiederholen Sie das Anheben und Fallenlassen mit dem deutlichen Fokus auf dem Loslassen noch 2- bis 3-mal.
- Verschränken Sie beide Hände am Hinterkopf, ziehen Sie die Ellenbogen mehrere Male einige Zentimeter zurück, und lassen Sie sie wieder nach vorn schwingen.
- Lassen Sie beide Arme entspannt neben dem Körper hängen, und lauschen Sie einatmend mit dem rechten Ohr über sich hinaus in den Raum nach oben. Lauschen Sie abwechselnd mit dem linken und dem rechten Ohr in den Raum, entspannen Sie ausatmend. Verweilen Sie nun in einer kontemplativen Wahrnehmung des Atems im Herzraum. Ihr zarter Atem erfüllt den Herzraum dreidimensional und streichelt und wärmt.

Was Sie lernen können:
Im Gleichnis mit einem Baum entspricht der untere Atemraum dem festen Stamm und den Wurzeln, der mittlere Atemraum dem Weiten und Wachsen aus der Mitte in die Peripherie und der obere der Baumkrone mit vielen Ästen, Zweigen, Blättern, Blüten und Früchten. Die obere Atemdimension ist zart, fein, von sanfter Kraft, erfüllt mit geringem Volumen, aber hoher Qualität, so wie es die Anatomie der Lunge in diesem Bereich vorgibt. Die Atemachtsamkeit in diesem Bereich ist dementsprechend gefühlvoll, sensibel, entspannend und emotionalisierend.

Sadhana der Liebe

Weite im Herzen erfahren
Die Sphinx

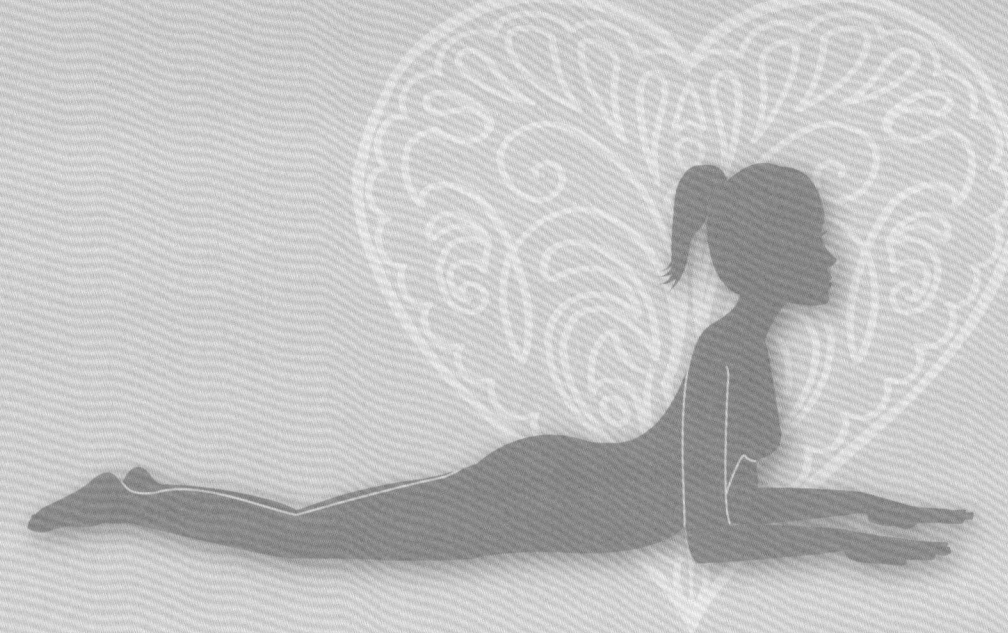

»Der Verstand kann uns sagen, was wir unterlassen sollen.
Aber das Herz kann uns sagen, was wir tun müssen.«

(Joseph Joubert, französischer Moralist)

1. Begeben Sie sich in die Bauchlage, und strecken Sie beide Arm neben dem Kopf nach vorne aus.
2. Lenken Sie beide Sitzbeinknochen in Richtung Fersen, und lassen Sie die Leisten tief in die Matte sinken, um den unteren Rücken zu entlasten.
3. Einatmend beugen Sie beide Arme und legen die Ellenbogen unter die Schultergelenke und die Handinnenflächen auf die Matte. Richten Sie den Oberkörper auf, schieben Sie den Kopf aus dem Schultergürtel in die Länge, und lassen Sie das Brustbein nach vorn oben streben **(siehe Abb.)**.
4. Verweilen Sie mehrere Atemzüge lang in dieser Haltung. Jeweils einatmend können Sie die Aufrichtung unterstützen, indem Sie die Unterarme zum Körper und den Herzraum nach vorn lenken.

Was Sie lernen können:

Übernimmt der Verstand die Aufgaben des Herzens, ist die Liebe oft verdeckt. Der Eindruck entsteht, die Liebe kommt und geht, dabei ist sie allgegenwärtig. Wenn Sie diese falsche Sichtweise zur Seite schieben, klären Sie den Geist und weiten Ihren Herzensraum. Die Welt kommt Ihnen wunderbar vor. Sie sind erfüllt von Liebe und Energie.

Welche wohltuenden Effekte Sie erleben können:

Mit dieser Übung können Sie unter anderem Ihre gebeugte Sitzposition im Büroalltag ausgleichen. Sie dehnt die Brustmuskulatur und schult die korrekte Schulter-Kopf-Haltung.

Sadhana der Liebe

Herzliche Verbindung zwischen Fundament und Kopf

Setu Bandha – die Schulterbrücke

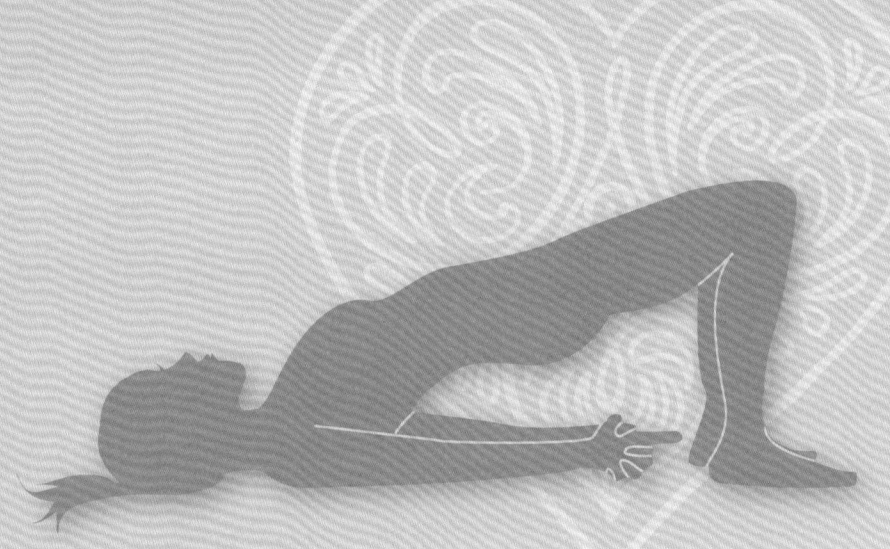

1 Ausgangsstellung: Stellen Sie in Rückenlage beide Füße hüftgelenkbreit vor dem Becken auf, beide Knie zeigen senkrecht nach oben, und stellen Sie sich vor, dass Sie eine kleine Energiekugel zwischen den Knien festhalten könnten.

2. Ausatmend rollen Sie das Becken ein – beide Sitzbeinknochen zeigen zu den Kniekehlen. Rollen Sie über das Kreuzbein, und lösen Sie dann behutsam, von der Lendenwirbelsäule beginnend, jeden Wirbel nacheinander von der Matte.
3. Atmen Sie in der Schulterbrücke ein, schieben Sie beide Knie weit nach vorn, um die Leisten zu dehnen und viel Raum an der Körpervorderseite entstehen zu lassen (siehe Abb.).
4. Ausatmend lassen Sie das Brustbein sinken, rollen jeden Brustwirbel ab, dann jeden Lendenwirbel. Abschließend lassen Sie das Kreuzbein zurück auf die Matte sinken.
5. Wiederholen Sie sorgfältig 2- bis 4-mal die Rollbewegung, als würden Sie bei einer Perlenkette jede einzelne Perle von einem Samtkissen lösen und wieder zurücklegen.
6. Rollen Sie sich noch einmal ausatmend auf. Verschränken Sie beide Hände unter dem Becken, und führen Sie behutsam die Schultern dichter zusammen. Verweilen Sie dann für mehrere vollständige Atemzüge in der Schulterbrücke. Genießen Sie die Entfaltung der Energie des Herzens.

Was Sie lernen können:

Die segmentale Bewegung der Wirbelsäule löst Blockaden auf unterschiedlicher Ebene und ermöglicht es, die dreidimensionale Weite des Herzraums auch an der Körperrückseite zu erfahren. Die Standfestigkeit der Beine initiiert die Entspannung der Körpervorderseite. Sie werden spüren, wie offen und bereit Sie sind, Liebe anzunehmen und auch gerne zu verschenken.

Welche wohltuenden Effekte Sie erleben können:

Die Übung entstaut die Blutgefäße des Beckenbodens und intensiviert die Bauchatmung. Sie dehnt die Schulter-Nacken-Muskulatur und die Leisten, kräftigt die aufrichtende und stabilisierende Muskulatur des Rückens und der Beine.

Sadhana der Liebe

Im Fluss der Herzensgüte

Bhujangasana – Kobra, Garbhasana – Kindeshaltung

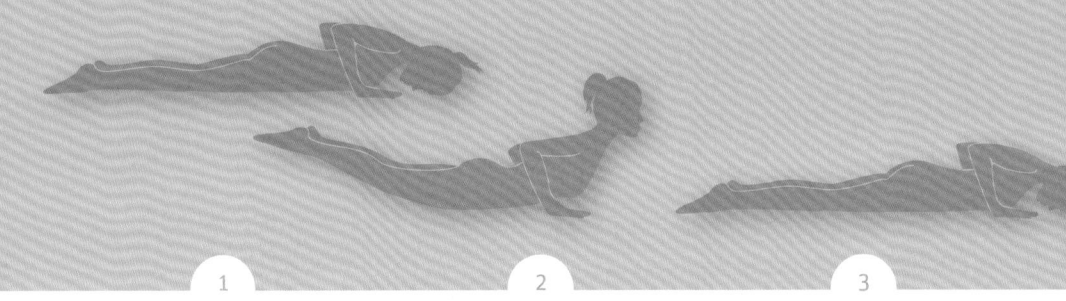

1. Beginnen Sie in der Bauchlage, die Stirn ruht am Boden, beide Hände liegen dicht neben dem Brustkorb, die Fingerspitzen befinden sich unter den Schultern. Verlängern Sie den unteren Rücken, indem Sie beide Sitzbeinknochen in Richtung Fersen lenken und die Leisten sowie die vordere Oberschenkelmuskulatur entspannen.
2. Einatmend verlängern Sie beide Beine und heben langsam Oberkörper und beide Beine an.
3. Ausatmend halten Sie die Länge über den gesamten Körper und lassen beide Beine und den Oberkörper wieder sinken, bis die Stirn den Boden berührt.
4. Mit der folgenden Einatmung heben Sie das Brustbein und die Stirn, übertragen das Gewicht auf beide Hände und steigen in eine große *Kobra* auf. Schieben Sie das Becken in Richtung Fersen. Wenn es sich über den Kniegelenken befindet, stellen Sie beide Füße auf.

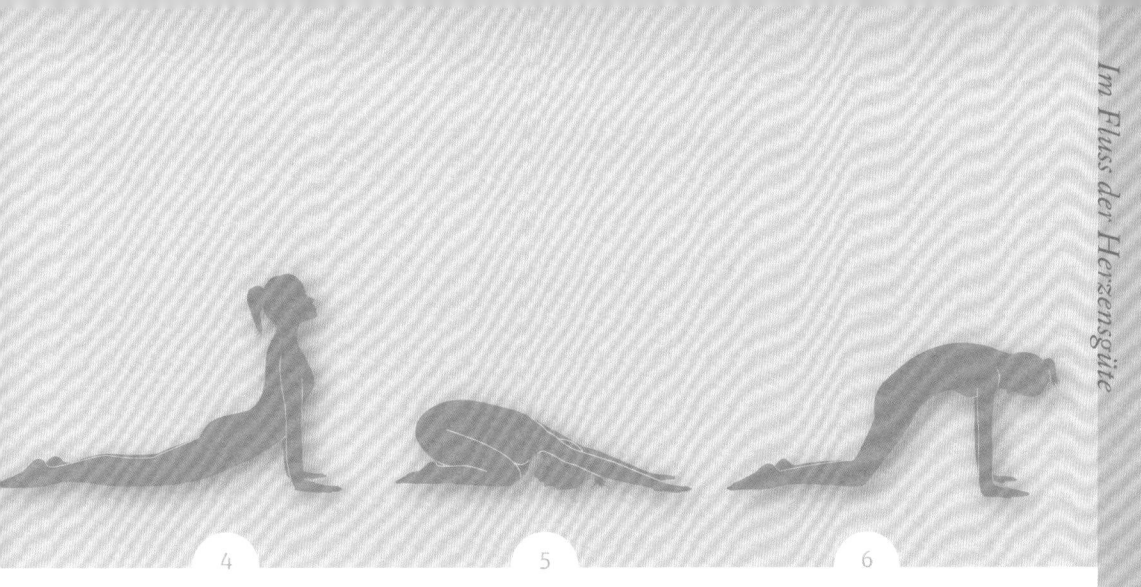

4 5 6

5 Legen Sie den Oberkörper auf den Oberschenkeln, die Stirn auf dem Boden ab – beide Arme bleiben gestreckt. Nehmen Sie die Dehnung von den Fersen über den Rücken bis zu den Fingerspitzen wahr.

6 Mit der folgenden Ausatmung lenken Sie die Bauchdecke aktiv in Richtung Wirbelsäule und kommen in eine Katzenposition mit rundem Rücken.

7 Beugen Sie beide Ellenbogen eng neben dem Oberkörper, strecken Sie die Füße, legen Sie behutsam Schambein, Brustbein und Stirn wieder zum Boden. Beginnen Sie von vorn.

Was Sie lernen können:

Herz und Hände sowie Arme stehen in einem engen Zusammenhang, sie lassen der Liebe Taten folgen ohne jegliche Erwartung von Liebesbeweisen. Aus der Weite des Herzens aufzusteigen und sich auch wieder behutsam auf die Erde sinken zu lassen, sich auf das Spiel der Liebe und des Lebens einzulassen bedeutet auch, für andere Verantwortung zu übernehmen.

Sadhana der Liebe

Das Herz berühren

Besinnung auf liebevolle Schwingungen

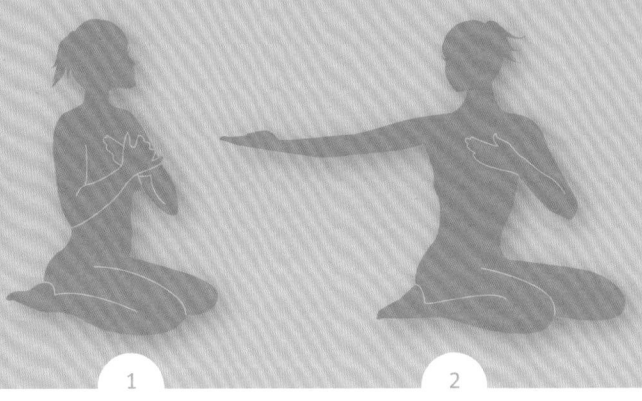

1. In einer Sitzhaltung Ihrer Wahl verbinden Sie sich über das Becken mit der Erde und richten den Oberkörper auf. Legen Sie Ihre Hände über Kreuz auf die Mitte Ihrer Brust. Spüren Sie in die Empfindsamkeit dieser Berührung hinein, das Pulsieren Ihres Herzens, den Fluss, die Schwingung, den Klang des Lebens.

2. Ausatmend führen Sie den rechten Arm zur Seite, als wollten Sie die Sympathie, die Liebe Ihres Herzens großzügig verschenken.

3. Einatmend führen Sie die rechte Hand zurück und sammeln sich wieder in Ihrem Herzraum. Wiederholen Sie die großherzige Geste mit dem folgenden Atemzug mit Ihrem linken Arm.

4. Lassen Sie das »Om« erklingen, und führen Sie beide Arme in einer weiten Geste dem Himmel entgegen. Einatmend lassen Sie beide Hände wieder auf dem Herzen ruhen. Wiederholen Sie den meditativen Flow noch 2-mal. Legen Sie beide Hände vor dem Herzen in *Anjali-Mudra*, die Gebetshaltung

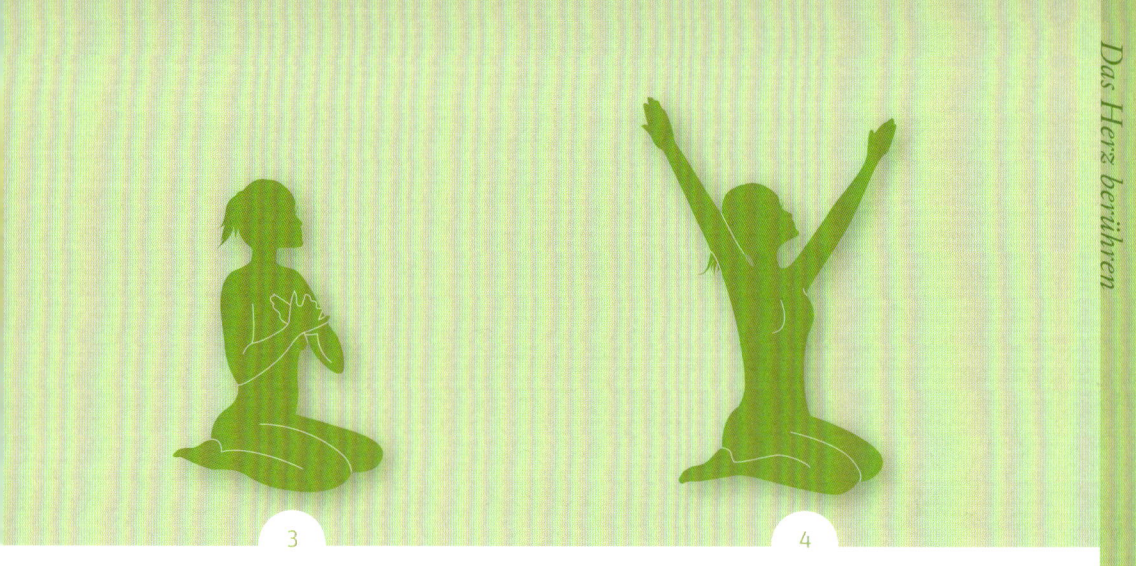

3   4

(siehe S. 104), und spüren Sie den Schwingungen Ihres Körperraums, Ihrer Körperhülle und des Raums, der Sie umgibt, nach.

Was Sie lernen können:

Der Herzraum wird im Yoga als wichtigster Meditationsraum angesehen, als ein geistig-spirituelles Zentrum, der Tempel *Atmans*, der höchsten Seele, in dem sich alle Gegensätze auflösen. Dieses reine Bewusstsein existiert in allen Lebewesen, vergleichbar dem Baum, der bereits im Samenkorn vorhanden ist. Im Zentrum des Herzens schwingt die Essenz des gesamten Kosmos. Treten wir in Resonanz mit dieser Schwingung, begegnen wir unserem Selbst. Wir verändern unser soziales Bewusstsein und treten in Verbindung mit dem Sinn des Lebens. Ein klares Zeichen für die Qualität der Herzensenergie ist, berührt zu sein, sich berühren zu lassen und ausreichend Beweglichkeit in diesem Raum zu besitzen, um in Kontakt zu treten. Denn erst, wenn das Herz berührt wird, werden Alltäglichkeiten zu Herzensangelegenheiten.

Sadhana der Sinnlichkeit

»Drei Dinge muss der Mensch wissen, um zu leben:
Was für ihn zu viel,
was für ihn zu wenig
und was genau richtig ist.«

(Weisheit der Suaheli)

Sinnlichkeit zu leben bedeutet, sich dem Schönen und Anregenden dieser Welt mit allen Sinnen zu öffnen. Dabei nähren die Sinne unsere Gefühle. Lust und Freude stehen in unmittelbarer Abhängigkeit von unseren Sinneswahrnehmungen. Sinnlichkeit schließt Erotik und Sexualität mit ein, beschränkt sich aber keineswegs auf Begehren und körperliche Leidenschaft, sondern umfasst auch Naturerlebnisse, Kunst oder Musik – also unendliche Variationen, die Sinne zu wecken und in Sinnlichkeit zu schwelgen. Im Gegensatz zur Begierde, die einen Besitzanspruch impliziert, hat die Sinnlichkeit einen offenen Charakter. Verschließen wir uns vor der Sinnlichkeit, bleiben Glücksgefühle, Empfindungshoch und Leidenschaft aus. Gründe genug, sich der Sinnlichkeit zuzuwenden, Nase, Mund, Ohren und die sensiblen Hautporen zu öffnen.

Die enge Verbindung zwischen Kunst und Yoga zeigt sich im Flöte spielenden Mahayogi Krishna, in der Kunst, mit der Sprache zu jonglieren, wie bei Patanjali (Verfasser der Yoga-Sutren, Leitfaden des Yoga) oder im Tanz des Shiva. Die »*Natya Shastra*« (heilige Wissenschaft des Tanzes) zeigt den kürzesten Weg zu Erleuchtung – den gefühlvollen Tanz. Diese tänzerische Darstellung von Gefühlen erlaubt es dem Zuschauer, aus der Distanz über Gefühle nachzusinnen, zu reflektieren. Vergleichbar der Meditation kann Emotion wahrgenommen werden, wenn wir den Kreislauf des farbigen Gefühlsstrudels verlassen und aus der Gelassenheit der Perspektive des Beobachters, der Beobachterin die Sinne öffnen. Die Yoga-Praxis eröffnet spezielle Wege, Sinnlichkeit wahrzunehmen und zuzulassen. Jedes *Asana* lädt ein, den Körper zu spüren, in sich hineinzuhorchen, Inneres und Äußeres zu beobachten, sich mit der Symbolik zu verbinden, die Sinne zu schärfen und ihnen den angemessenen Raum zu geben.

Meditation über sinnliche Gefühle

Begeben Sie sich in einen bequemen, aufrechten Meditationssitz Ihrer Wahl. Entspannen Sie sich, lenken Sie Ihre Sinne nach innen, und nehmen Sie die Haltung des Beobachters, der Beobachterin ein.

- Erinnern Sie sich an einen schönen emotionalen Moment, eine Situation oder einen Menschen, zu dem Sie sich hingezogen fühlen.
- Nehmen Sie aus der Haltung des stillen Zeugen nochmals diese Situation bewusst wahr.
- Was spüren Sie?
- Welche Gerüche nimmt Ihre Nase wahr?
- Was verwöhnt Ihren Blick? Welche Gaumenfreude ist erlebbar?
- Lassen Sie alle Gefühle zu, aber bleiben Sie die Betrachterin oder der Betrachter.
- Kosten Sie die Sinnlichkeit, wecken Sie Ihr Bewusstsein – Ihre Sinne sind aufnahmebereit.

Was Sie lernen können:

Mit dieser Meditation können Sie zunächst Ihre Sinneswahrnehmung achtsam beobachten und Ihre sensiblen Seiten kennenlernen. Um sich auf das gesamte persönliche Potenzial Ihrer Sinnlichkeit einzulassen, um dieses zu leben, sollten Sie alle fünf Sinneskanäle ausgeglichen nutzen.

Der kosmische Atem

Die Atembeziehung im Wechsel zwischen außen und innen

- Im aufrechten Stand dehnen Sie die gesamte Rückseite des Körpers und wölben den Rücken in den Raum hinter Ihnen. Die Arme sind etwas seitlich geöffnet, die Finger gespreizt, die Handteller zeigen nach hinten.
- Lassen Sie in dieser Haltung und mit der Achtsamkeit nach hinten die Einatmung entstehen, und richten Sie sich ausatmend wieder auf. Lassen Sie 2 bis 3 Atemzüge im hinteren Atemraum entstehen.
- Nun wölben Sie die gesamte Vorderseite Ihres Körpers in den Raum vor Ihnen. Sie dehnen den zentralen Bereich des Brustkorbs, rollen beide Schultern zurück, drehen die gespreizten Hände nach vorn, strecken Ihre Leisten und verlagern das Gewicht sanft nach vorn.
- Lassen Sie in der bewussten Weite der vorderen Körperseite die Einatmung entstehen und im aufrechten Stand die Ausatmung. Nach 2 bis 3 Wiederholungen wechseln Sie zwischen dem hinteren und dem vorderen Atemraum. Was fühlen Sie? Was nehmen Sie wahr?

Verweilen Sie dann im aufrechten Stand. Mit der folgenden Einatmung führen Sie an der Mittellinie des Körpers nach oben und öffnen die Arme diagonal himmelwärts. Ausatmend führen Sie die Arme zueinander, in die *Namaste*-Geste **(siehe S. 30)** vor dem Herzen, und lassen Sie sie dann wieder neben dem Körper sinken. Wiederholen Sie diese Atembewegung, solange es Ihnen gefällt. Verbinden Sie sich aus Ihrer Atemweite mit allem, was Sie umgibt – dem Kosmos.

Sinnliche Selbstmassage
Das Rückenrollen

Sadhana der Sinnlichkeit

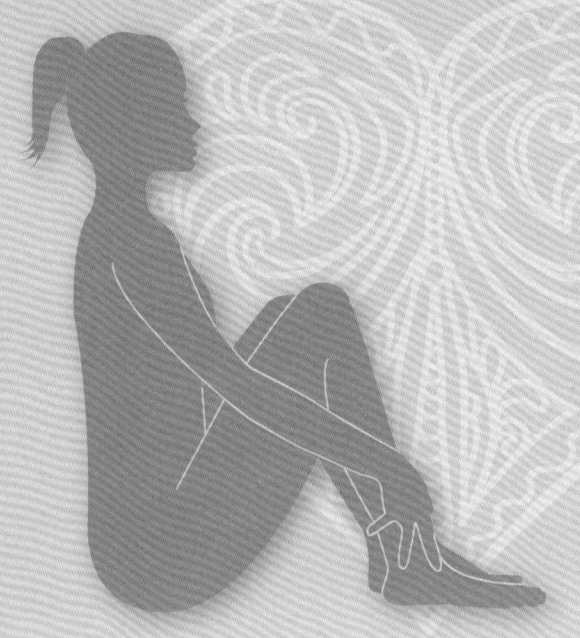

»Bewegungen sind wie Wellen,
man muss mit ihnen schwingen.«

(Sandra Sabatini)

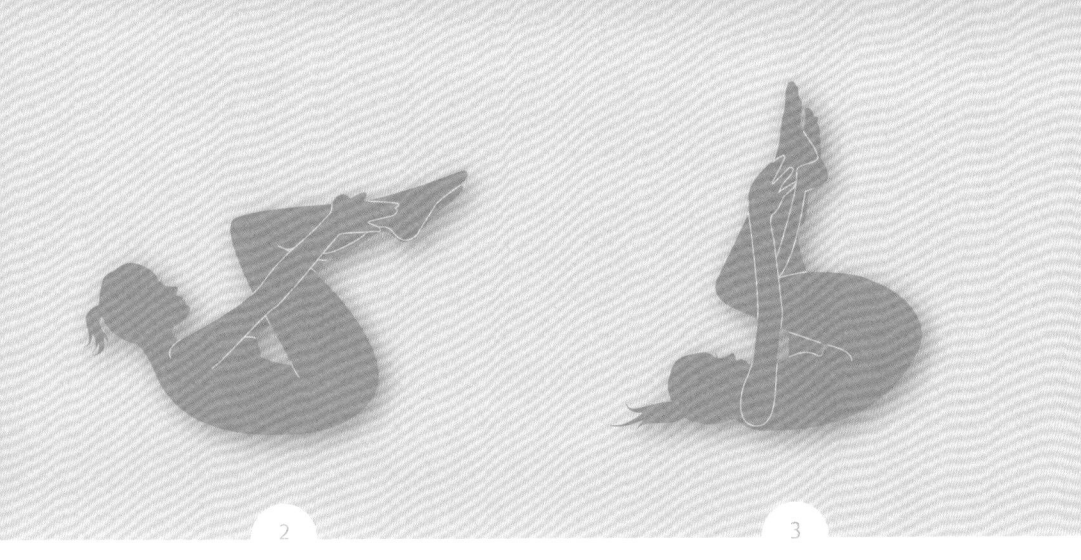

1. Beginnen Sie im Sitz, beide Füße stehen vor dem Becken auf der Matte. Die Arme umfassen die Beine (siehe Abb. links).
2. Lenken Sie ausatmend die Bauchdecke zur Wirbelsäule, rollen Sie das Becken ein, und kullern Sie aus dem Impuls des Beckens über den Rücken bis zu Ihren Schulterblättern. Ihre gebeugten Knie schweben über der Stirn.
3. Einatmend rollen Sie sich zügig Wirbel für Wirbel wieder auf in den Sitz. Rollen Sie mehrfach gefühlvoll hin und her. Nehmen Sie dabei die Massage des Rückens wahr.

Was Sie lernen können:
Lassen Sie sich darauf ein, sich selbst zu verwöhnen und sich auf Ihre inneren Kräfte zu verlassen.

Welche wohltuenden Effekte Sie erleben können:
Die Wirbelsäule wird zunehmend beweglicher, und durch den Einsatz der Sinne wird die Sensomotorik geschult.

Sich gefühlvoll wiegen
Lotos-Vorbereitung

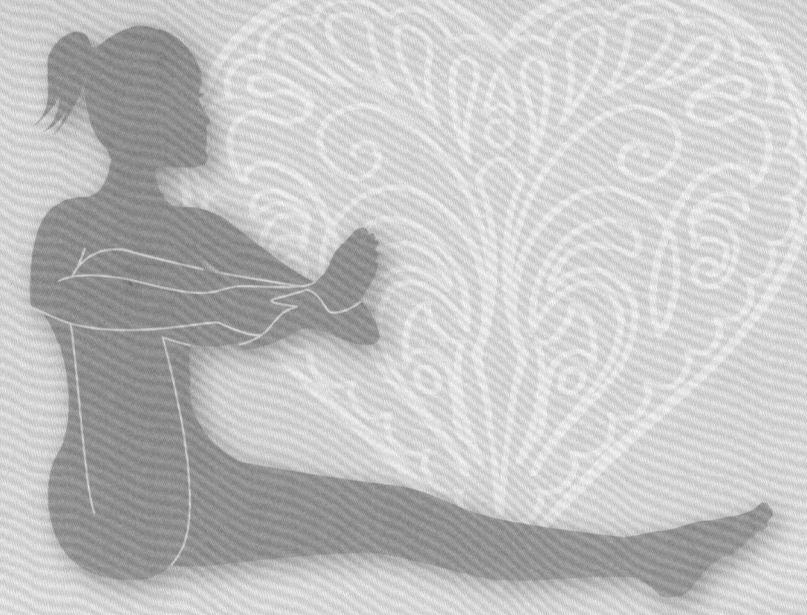

»Die menschliche Liebe ist nur die
Vorstufe der unendlichen Liebe.«

(Zenta Maurina)

1. Nehmen Sie einen aufrechten Sitz ein. Drehen Sie das rechte Bein vom Hüftgelenk aus, und beugen Sie es vor dem Körper an.
2. Legen Sie die rechte Fußsohle in die linke Ellenbeuge und das rechte Knie in die rechte Ellenbeuge, und verschränken Sie beide Hände **(siehe Abb.)**. Das Fußgelenk bleibt stabil, um die Bänder der Fußgelenke zu schützen.
3. Führen Sie den Unterschenkel eng an den Oberkörper, den rechten Fuß nach oben, und wiegen Sie das Bein wie ein Baby hin und her.
4. Während der Rücken aufgerichtet bleibt, heben Sie den Unterschenkel sanft etwas höher, rotieren aus dem Hüftgelenk weiter aus. Fühlen Sie in die Dehnung hinein, und verweilen Sie für mehrere Atemzüge in der Position, in der Sie die Dehnung am deutlichsten wahrnehmen.

Was Sie lernen können:
Blockaden und Disharmonien im Becken als Sitz der Sexual- und Fortpflanzungsenergie können das sinnliche Empfinden einschränken oder sich in seelischer Kraftlosigkeit und Motivationsmangel äußern. Decken Sie Ihre Widerstände auf, und wenden Sie sich neugierig und offen Ihren natürlichen Bedürfnissen zu.

Welche wohltuenden Effekte Sie erleben können:
Die Übung dehnt intensiv die Außenrotatoren des Hüftgelenks. Eine sehr gute Vorbereitung auf den Meditationssitz.

Der Sinnlichkeit zuwenden
Die Schulter-Uhr

Sadhana der Sinnlichkeit

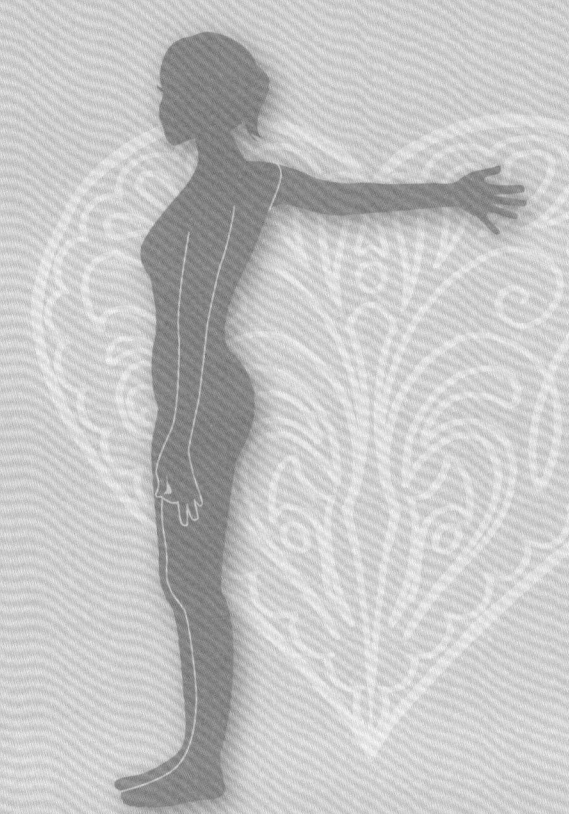

»Tue deinem Körper etwas Gutes,
damit die Seele Lust bekommt, darin zu wohnen.«

(Teresa von Avila)

1. Stellen Sie sich rechtsschultrig zu einer Wand, etwa mit einer halben Armlänge Abstand. Die korrekte Distanz zur Wand ist abhängig von der Flexibilität Ihrer Schulter, wählen Sie also den angenehmsten Abstand. Je dichter Sie zur Wand stehen, umso intensiver der Stretch.
2. Strecken Sie Ihren Arm an der Wand entlang senkrecht nach oben aus, Ihre Handinnenfläche liegt jetzt auf der Zwölf der imaginären Uhr. Verweilen Sie für mehrere Atemzüge, und lösen Sie ausatmend alle Spannungen im Nacken und Kiefer.
3. Schieben Sie Ihre Hand jetzt an der Wand weiter auf ein Uhr, und atmen Sie wieder mehrfach in die Dehnung hinein.
4. Halten Sie die Dehnung auf zwei Uhr für mehrere Atemzüge.
5. Lassen Sie die Hand hinter dem Körper an der Wand entlang zur Drei der Uhr sinken, und dehnen Sie jetzt behutsam Ihr Brustbein nach vorn. Drehen Sie es mehr und mehr zur Raummitte. Halten Sie diese intensive Dehnung mehrere Atemzüge lang.
6. Drehen Sie sich wieder seitlich zur Wand, und lassen Sie den rechten Arm sinken. Schließen Sie die Augen. Vergleichen Sie Ihre Schultern und die Seite des Brustkorbs. Wiederholen Sie die Schulter-Uhr zur anderen Seite.

Was Sie lernen können:

Im Herzraum entwickeln wir unseren Sinn für Zärtlichkeit, Zuneigung und Sinnlichkeit, verschmelzen mit diesen Emotionen und lassen sie nach außen strahlen. Die emotionale Kompetenz, mit dem Herzen zu verstehen, heißt, alle Sinne als feinfühlige Unterstützung zu nutzen, sich bewusst von Sinneseindrücken leiten zu lassen, zum Beispiel die Ohren zu spitzen, um die Dinge zwischen dem Gesagten zu verstehen. Zudem dehnt diese Haltung die Brustmuskulatur.

Die Sinne balancieren

Cakravakasana und Vasishtasana – die Katze und der Seitstütz (Variante)

1. Beginnen Sie in der Haltung der *Katze*.
2. Einatmend schieben Sie den rechten Fuß am Boden in Länge und Weite und heben das gestreckte Bein am Ende der Einatmung in Beckenhöhe an. Ausatmend senken Sie das gestreckte Bein und setzen das Knie wieder unter dem Hüftgelenk auf. Wiederholen Sie im Rhythmus Ihres Atems das Verlängern, Anheben und Absetzen abwechselnd mit links und rechts gleich oft.
3. Einatmend verlängern Sie das rechte Bein und den rechten Arm am Boden und heben am Ende der Einatmung beide behutsam bis in Höhe des Oberkörpers an. Ausatmend senken Sie Arm und Bein in die *Katze*. Wiederholen Sie auch diese Herausforderung für Ihre Balance links und rechts synchron zur Atmung.
4. Verlängern Sie das rechte Bein nach hinten. Führen Sie den rechten Arm im großen Bogen über die Seite himmelwärts, und drehen Sie den gesamten Körper zur rechten Seite. Richten Sie beide Beckenkammknochen und die

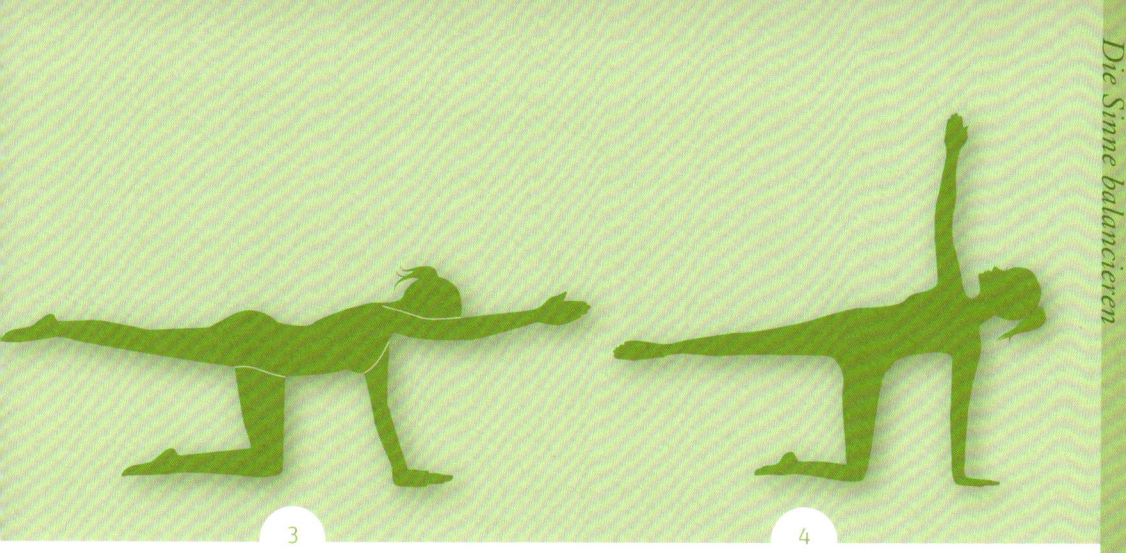

Schultern senkrecht übereinander aus und den Blick zur oberen Hand. Wenden Sie ausatmend den Körper über die gesamte Länge wieder zur Matte, und setzen Sie die rechte Hand und das rechte Knie auf. Wiederholen Sie diese Sequenz nach links, und spüren Sie in der *Haltung des Kindes* nach.

Was Sie lernen können:

Sind wir gut geerdet, zentriert und ausbalanciert, haben wir den Freiraum, alle Sinne nach außen in unser Umfeld und in die innere Welt zu lenken. Sicherheit und Stabilität auf körperlicher Ebene schaffen den Boden für einen freien Umgang mit emotionalen Dingen und harmonisieren Gefühlsschwankungen.

Harmonisierende Drehung

Jathara Parivartanasana – gedrehte Bauchposition

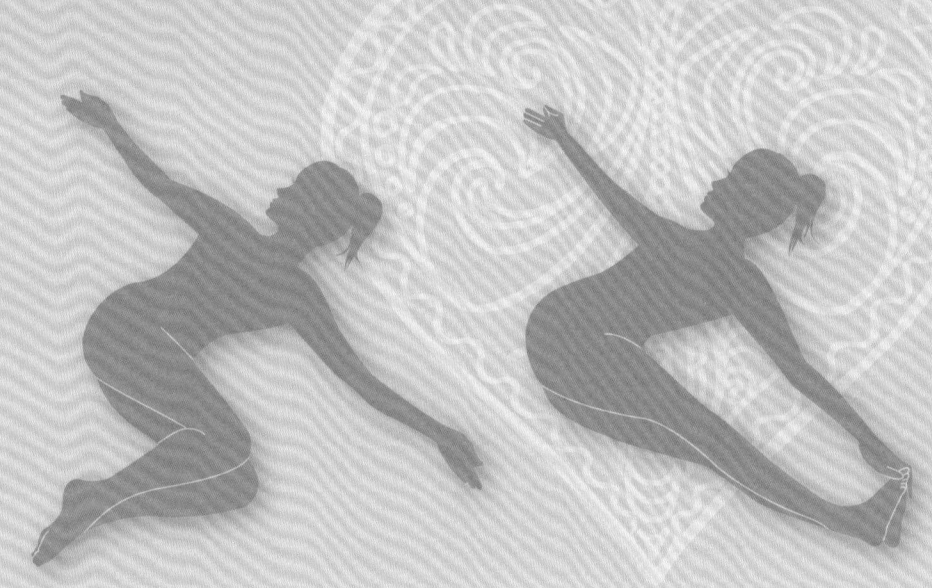

1 Ausgangsstellung: In Rückenlage stellen Sie beide Füße in einer angenehmen Distanz zum Becken auf und strecken beide Arme etwa in Schulterhöhe waagerecht zur Seite aus. Lassen Sie einen weiten Abstand zwischen Schultern und Ohren, und legen Sie die Handrücken auf.

2. Drücken Sie die rechte Beckenseite zur Matte, bis sich die linke etwas abhebt. Dann schmiegen Sie die linke Beckenseite auf die Unterlage, bis sich die rechte löst. Während Ihre Schulterblätter gut geerdet bleiben, tanzt Ihr Becken mehrfach hin und her. Lassen Sie alle Widerstände des unteren Rückens los.
3. Nun geben Sie etwas Druck auf beide Füße, um das Becken leicht anzuheben und nach rechts zu versetzen. Das hält die Wirbelsäule bei der Rotation in der neutralen Position.
4. Ausatmend führen Sie beide gebeugten Beine nach links, heben den Kopf leicht an und drehen ihn nach rechts **(siehe linke Abb.)**. Immer noch liegen beide Schulterblätter und beide Schultern schwer auf. Um die Beine vollständig ablegen zu können und effektiv zu entspannen, unterlagern Sie sie gegebenenfalls mit einer gefalteten Decke.
5. Wenn Ihre Dehnung ausreicht, strecken Sie nun beide Beine am Boden aus und greifen mit der linken Hand die Fußspitzen **(siehe rechte Abb.)**. Verweilen Sie mit gebeugten oder gestreckten Beinen mehrere Atemzüge lang in der Rotation. Lassen Sie viel Raum zwischen den Schulterblättern entstehen und mehr und mehr Abstand zwischen der rechten Hüfte und der rechten Schulter, indem Sie die rechte Beckenseite zum unteren Mattenrand lenken. Um die Haltung zu verlassen, beugen Sie beide Knie, stellen die Füße auf, führen das Becken zur Mitte der Matte zurück und beginnen mit der anderen Seite.

Was Sie lernen können:

Jede Drehung hat ausgleichende Wirkungen auf Energien und Spannungszustände der beiden Körperhälften. Das sanfte Rollen und Wiegen des Beckens sowie die bewusste Rotation in der Rückenlage bieten Raum, sich der eigenen Sinnlichkeit zuzuwenden.

Sadhana der Zärtlichkeit

»Sinnliche Freude und Zärtlichkeit sind eine
der größten Segnungen des Menschseins.
Sie machen eure Empfindsamkeit aus.
Sie sind euer Bewusstsein – durch den Körper gefiltert.«

(Osho)

Die Basis für emotionale Berührung und körperliche Nähe ist das Gefühl tiefster Vertrautheit. Um den starken Aspekt der erotischen Liebe in Ihrer Beziehung zu erleben, müssen Ihre beiderseitigen Schwingungen im Einklang sein. Über das Gefühl der Verbundenheit wächst der Wunsch nach körperlicher Nähe.

Eine aufrichtige und regelmäßige Yoga-Praxis bahnt Ihnen zunächst den Weg zur eigenen Mitte. Kleine Bewegungsabläufe, sogenannte »Yoga-Flows«, verbinden Körper und Geist durch die Synchronisation von Atem und Bewegung. Im Nachspüren und in der Meditation lernen wir uns auf allen Ebenen des Lebens kennen, kultivieren Achtsamkeit und nehmen körperliche sowie geistige Verspannungen und Verknotungen wahr. Wenn Sie innerlich zentriert sind, verändert sich die Sensibilität nach außen, das Feingefühl für die verbindenden Schwingungen wächst.

Über den sinnlichen Umgang mit sich selbst senden Sie auch Signale an Ihren Partner. Denn die Liebe zu sich selbst bereitet den Weg zur Zärtlichkeit. Die intensive Wahrnehmung der inneren Streicheleinheiten des Atems und die Sensibilisierung für taktile Reize motivieren zum Berühren. Sie sind Ausdrucksformen der Liebe und der Zuneigung. Yoginis und Yogis kann man häufig dabei beobachten, wenn sie sich umarmen, bei der Begrüßung berühren oder küssen. Werden Sie sich Ihrer sinnlichen Schwingungen bewusst, versetzen Sie sich auch in die Lage, die die Schwingungen bei Ihrem Partner auslösen, erspüren Sie die seinigen, und treten Sie mit ihm in eine spannende Resonanz.

Sadhana der Zärtlichkeit

Licht-Meditation über tiefe Gefühle

Legen Sie sich in *Shanti-Asana*, eine ruhige Rückenlage. Schließen Sie Ihre Augen, achten Sie auf Ihren Atem, und entspannen Sie sich.

- Visualisieren Sie über Ihrem Scheitel ein helles, strahlendes Licht. Es ist angenehm warm und entspannt Ihre Kopfmuskulatur, es dehnt sich mehr und mehr in Ihrem Stirnraum und Ihrem Kopf aus. Ihre Gesicht und die Kiefer entspannen sich. Das Licht umhüllt schützend Ihren Kopf.
- Während das Licht weiterhin Ihren Kopf ausfüllt und umhüllt, senkt es sich tiefer zu Ihrem Nacken, den Schultern, Armen, Händen und Fingerspitzen. Eingetaucht in dieses Licht, entspannen Sie sich, und der obere Rücken sinkt tiefer auf die Unterlage.
- Während Kopf, Nacken und Oberkörper zärtlich umarmt und erfüllt von diesem angenehmen Licht sind, sinkt es tiefer in Ihren Bauch- und Beckenbereich und über die Beine bis zu den Zehenspitzen.

Lassen Sie sich tief berühren von dieser lichtvollen, wärmenden Energie.

Was Sie lernen können:

Im Zustand der Meditation sind wir in der Lage, unsere alltägliche subjektive Wahrnehmung zu verändern. Wir machen die Erfahrung, dass es jenseits intellektueller Hinterfragung etwas gibt, das sich nicht beschreiben lässt, aber wahrnehmbar ist, uns berührt und uns positiv beeinflusst.

Atemberührung

Sammeln, empfinden, begegnen

Kommen Sie in eine entspannte Rückenlage, und schließen Sie die Augen.
Ihr Partner, Ihre Partnerin nimmt dicht daneben eine angenehme Sitzposition ein.

- Lassen Sie beide den Atem kommen, lassen Sie ihn gehen, und warten Sie gelassen, bis er von selbst wiederkommt.
- Die Sitzenden eröffnen das Atemgespräch, indem sie eine Hand oder beide Hände auf einen Körperbereich des Partners, z. B. den Brustkorb, legen.
- Spüren Sie dem Atem in diesem Bereich nach.
- Nach einigen Atemzügen wechseln Sie mit der Berührung zu einem anderen Körperbereich.

Sie können die Atemberührung auch in Bauchlage oder in der Kindeshaltung ausführen oder auch ganz individuell für sich allein, indem Sie die eigenen Hände auf den Körper legen.

Was Sie lernen können:

Unsere Hände sind neben den Augen die sensibelsten Aussageinstrumente des Körpers und laut Aristoteles das höchste Werkzeug des Menschen. Sie führen aus, was Herz und Kopf kommunizieren möchten; alle Zweckmäßigkeiten des Alltags, den schöpferischen Ausdruck in der Kunst. Doch vor allem sind sie ein sensibles Mittel der Kommunikation. Hände behandeln, heilen, nehmen Kontakt auf, berühren, beruhigen, motivieren und schenken Zärtlichkeit.

Tanz der Hände

Mudra-Flow – Hasta Mudra Karana

Sie können den Tanz der Hände im Meditationssitz Ihrer Wahl, im Stehen während Ihrer Yoga-Praxis oder im Alltag ausführen. Um Körper und Energiefelder positiv zu beeinflussen, sollte die Mudra-Praxis immer mit einer Zeit der inneren Einkehr verbunden sein.

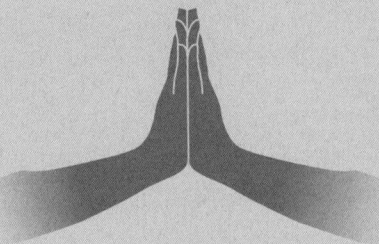

Anjali – Geste des Gebets, Gruß an das innere Selbst
Legen Sie die Hände vor dem Herzen in der Gebetshaltung aneinander. Schultern, Nacken, Kiefer und Gesicht sind entspannt. Der Druck der Finger ist leicht und fein, die Hände sind entspannt. Die Qualität des Atems ist langsam, tief, fließend und fein. Die Hände vor dem Herz zu schließen, unterstützt die innere Sammlung und vertieft Gefühle von Harmonie, Ausgeglichenheit, Ruhe und Frieden.

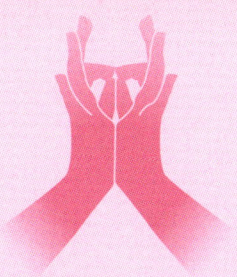

Lotos – Geste der Reinheit und des Lebens

Lösen Sie nacheinander den kleinen Finger, den Ringfinger und den Mittelfinger. Die Zeigefingerspitzen berühren die Daumenspitzen. Die Daumen bleiben vom Grundgelenk bis zur Daumenspitze in Kontakt. Die aus zwei *Om-Mudras* entstandene Lotosblüte gilt als Sinnbild der Liebe, der Reinheit und der Erleuchtung. Im Buddhismus zählt der Lotos zu den acht Kostbarkeiten, als Symbol für den Lauf des Lebens und der Wirkung der Lehre Buddhas, denn die Wurzeln befinden sich im Schlamm, an der Oberfläche erblüht der Lotos jedoch.

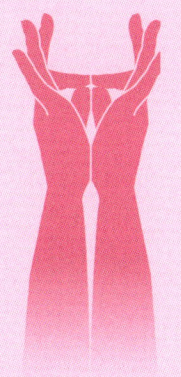

Lotos vor dem dritten Auge – Geste der Verbindung von Herz und Verstand

Führen Sie die Lotosblüte vor die Mitte der Stirn, dabei berühren sich Unterarme und Ellenbogen. Der Stirnraum als Sitz des *Ājñā-Chakras* gilt als Ort der Weisheit und auch der übersinnlichen Wahrnehmung. Verbinden Sie Verstand und Liebe, um intuitiv aus der Sicht der Liebe zu entscheiden. Ihre innere Logik entscheidet nach den Prinzipien des Lotos.

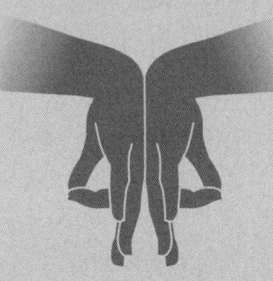

Flowing Lotos – im Fluss der Liebe

Lassen Sie das *Lotos-Mudra* wieder vor das Herz sinken, und lassen Sie die Blüte rotieren. Drehen Sie die Hände aus den Handgelenken nach vorn, bis die Fingerspitzen nach unten zeigen und die Handrücken aneinanderliegen. Drehen Sie sie weiter, bis die Fingerspitzen zum Körper zeigen.

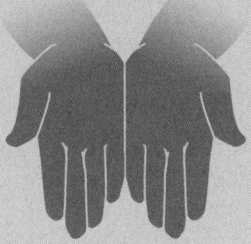

Puspaputa-Mudra – Geste des Schenkens

Drehen Sie die Hände weiter, während die Handgelenke in Berührung bleiben, bis die Handinnenflächen nach vorn gerichtet sind; die kleinen Finger berühren sich. Aus dem Fluss der Liebe, dem Handeln und Denken, aus der Qualität des Herzens entsteht das Bedürfnis, mit Offenheit und Toleranz diese Liebe zu teilen, sie zu verschenken.

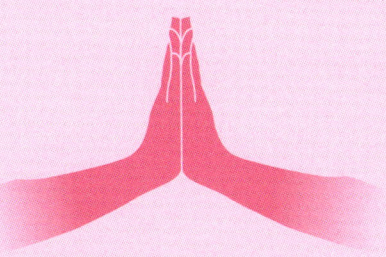

Schließen Sie die Hände wieder in der Gebetshaltung *(Anjali-Mudra)* vor dem Herzen. Verweilen Sie für einige Zeit in der Stille und der Konzentration.

Was Sie lernen können:
Vergleichbar mit den *Asanas* haben bestimmte Finger- und Handhaltungen eine positive Wirkung auf Körper, Geist und Seele. Sie sind Elemente eines inneren Dialogs zwischen dem Yogi und der inneren Kraft. Frei übersetzt bedeutet *Mudra* »ein Siegel, das Freude schenkt«. Verbinden wir uns mit den Symbolen der Mudras, führen sie uns zu den Bewusstseinszuständen, die sie symbolisieren. Lassen Sie sich also von der Liebe zärtlich berühren.

Welche wohltuenden Effekte Sie erleben können:
Die Beweglichkeit der Finger steht in direktem Zusammenhang mit der Flexibilität des gesamten Körpers. Die Gehirnforschung konnte eine positive Beeinflussung der Gehirnströme bei speziellen Handhaltungen und Berührungen nachweisen. Die Atmung wird auf besondere Weise angeregt und die Konzentrationsfähigkeit geschult.

Sadhana der Zärtlichkeit

Alles Hemmende abgeben

Schulterdehnung

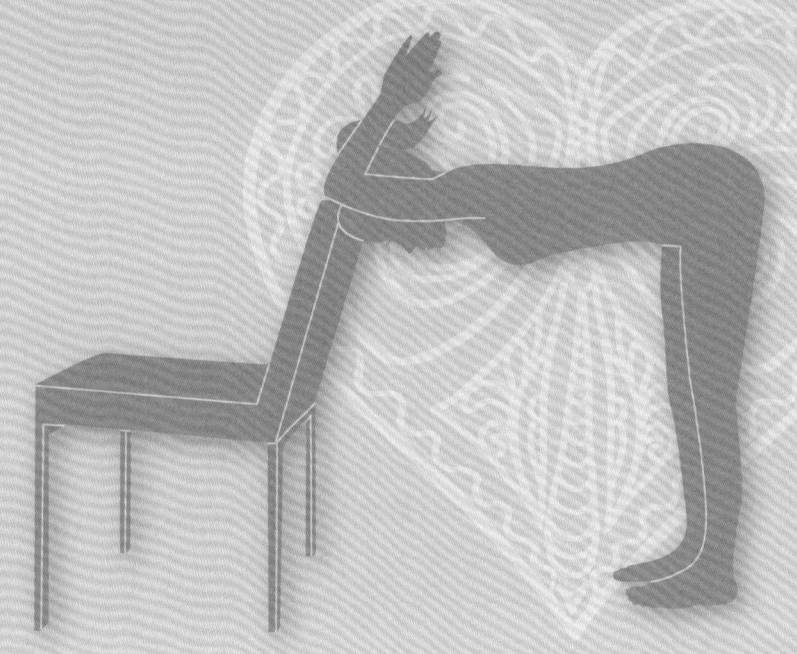

1 Ausgangsstellung: Stellen Sie einen Stuhl an die Wand, die Lehne zeigt zu Ihnen. Stellen Sie sich leicht gegrätscht vor den Stuhl, und legen Sie die beiden gebeugten Ellenbogen schulterbreit auf die Stuhllehne.

2. Belasten Sie mit mehr Gewicht die äußeren Seiten der Ellenbogen, um möglichst viel Weite im Schultergürtel entstehen zu lassen.
3. Legen Sie die Handinnenflächen und die weit gefächerten Finger über dem Kopf aneinander.
4. Wandern Sie mit den Füßen Stück für Stück rückwärts, bis sie sich senkrecht unter den Hüftgelenken befinden und Rücken, Nacken und Kopf eine horizontale Ebene bilden **(siehe Abb.)**. Beugen Sie die Knie, wenn es Ihnen auf diese Weise leichterfällt, den Rücken zu strecken.
5. Vertiefen Sie Ihre Atemzüge, und nehmen Sie Ihren Atem im Brustkorb, Rücken und in den Schultern wahr.
6. Um die Dehnung zu intensivieren, drücken Sie die Ellenbogen zur Lehne, und schieben Sie das Becken nach hinten.
7. Halten Sie die Dehnung, solange sie Ihnen angenehm ist. Um die Haltung zu verlassen, wandern Sie langsam mit den Füßen in Richtung Stuhl, bis Sie die Ellenbogen vom Stuhl anheben können. Richten Sie sich im Stand auf, und spüren Sie nach, welchen Raum sich Ihr Atem jetzt sucht.

Was Sie lernen können:

Um die Dinge zärtlich zu umarmen, die Arme gefühlvoll einzusetzen, müssen wir alles Hemmende abgeben. Ein Muskelpanzer, den wir uns instinktiv zum Schutz angelegt haben, führt durch Verspannungen der Schultern und Verkrampfung des Schultergürtels zu Hartnäckigkeit und Herzensenge.

Welche wohltuenden Effekte Sie erleben können:

Die Übung löst Spannungen in den Schultern, dehnt die Achseln, richtet die Brustwirbelsäule auf, intensiviert die Atmung.

Sadhana der Zärtlichkeit

Zarte Balance

Toe Balance – Merudandrasana

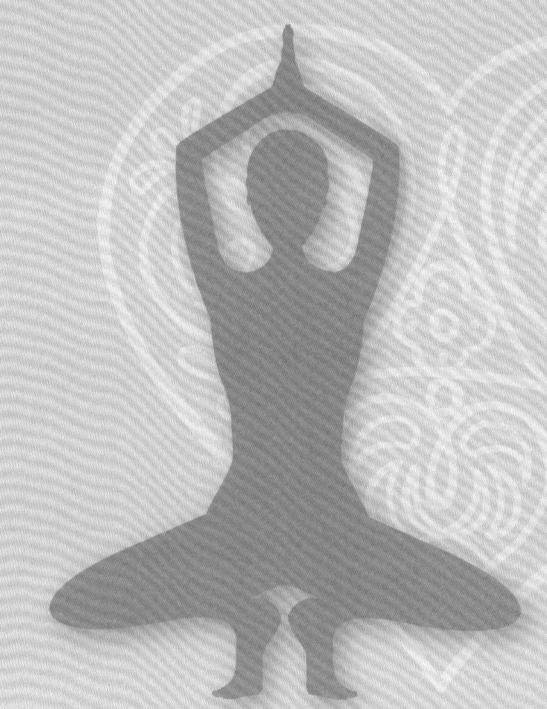

»Wer nicht zuweilen zu viel und zu weich empfindet,
der empfindet gewiss immer zu wenig.«

(Jean Paul)

1. Beginnen Sie in der Hocke im Zehenstand, die Knie weit zur Seite geöffnet, die Fersen berühren sich. Stützen Sie sich mit den Fingerspitzen ab.
2. Aktivieren Sie den Beckenboden, und lenken Sie die Bauchdecke nach innen und oben.
3. Lassen Sie die Sitzbeinknochen in Richtung Fersen sinken, und rollen Sie sich langsam vom Becken beginnend Wirbel für Wirbel auf.
4. Richten Sie die Schultern senkrecht über dem Becken aus, und schließen Sie die Hände vor dem Herzen in *Anjali-Mudra*.
5. Richten Sie den Kopf auf, und führen Sie einatmend die Hände geschlossen über den Kopf **(siehe Abb.)**.
6. Verweilen Sie mehrere Atemzüge lang in der Haltung des *Bergs*.
7. Um die Haltung zu verlassen, senken Sie ausatmend die Hände vor das Herz, und schließen Sie die Knie. Neigen Sie sich aus den Hüftgelenken nach vorn, bringen Sie die Fersen und Hände zum Boden, und legen Sie den Oberkörper auf den Oberschenkeln ab. Rollen Sie sich Wirbel für Wirbel in den Stand auf.

Was Sie lernen können:

Im *Toe-Stretch* regulieren Sie den Tonus der Fußmuskulatur. Verspannungen und mangelnde Beweglichkeit sind in dieser Haltung oft schmerzlich spürbar. Gehen Sie behutsam mit sich um, nehmen Sie Ihre Verletzbarkeit wahr, schätzen Sie Ihr Feingefühl, sich auszubalancieren. Zärtlichkeit zu genießen und zu schenken bedarf eines behutsamen Umgangs mit sich selbst.

Welche wohltuenden Effekte Sie erleben können:

Die Übung kräftigt die aufrichtende Rücken-, Bein- und Fußmuskulatur, dehnt die Zehen in den Grundgelenken, die Innenseiten der Oberschenkel und die Brustmuskulatur. Sie verbessert die Balance, stabilisiert und beruhigt den Geist.

Sadhana der Zärtlichkeit

Sich selbst lieben

Der Kniekuss – Janu Sirsasana

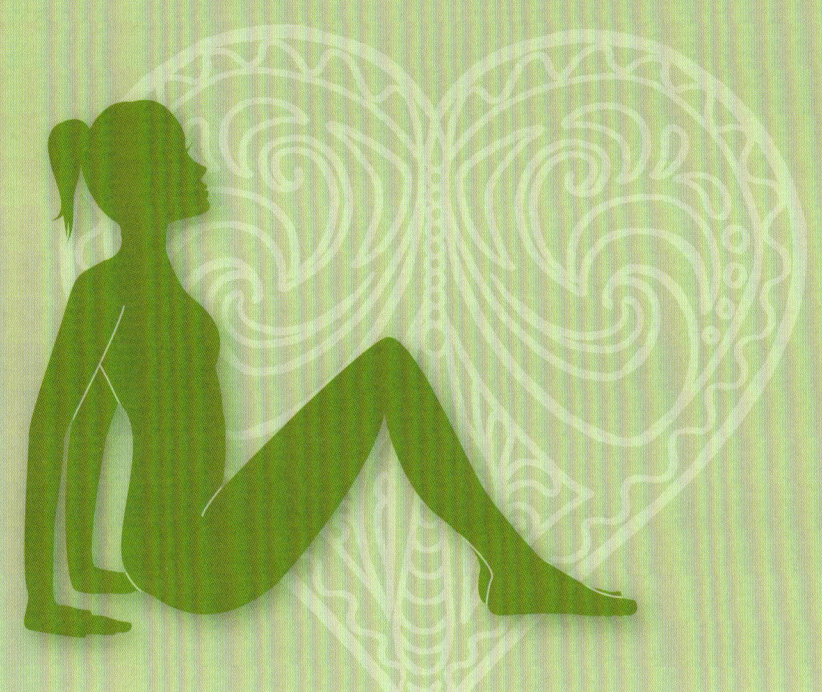

»Je tiefer du schaust, desto mehr wirst du entdecken,
denn in dir befindet sich die Quelle der Weisheit, des Verstehens
und des Erwachens – du brauchst sie nur zu berühren.«

(Thich Nhat Nanh)

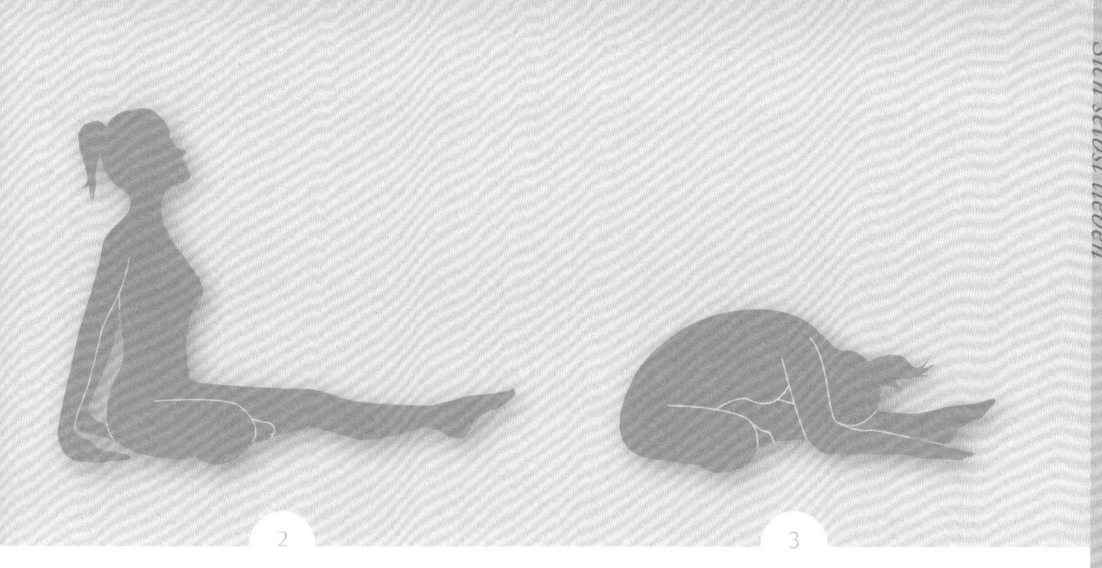

1. Beginnen Sie im aufrechten Sitz, beide Füße sind aufgestellt. Stützen Sie beide Hände hinter dem Becken auf, und richten Sie die Wirbelsäule Wirbel für Wirbel auf (siehe Abb. links).
2. Lassen Sie das linke Bein in die Streckung gleiten, das rechte Knie langsam nach außen sinken, und legen Sie die Fußsohle eng an die Innenseite des linken Oberschenkels. Sie können das gebeugte Knie mit einem Kissen oder einem Yoga-Klotz unterlagern, um die Dehnung der Muskulatur zu unterstützen, indem Sie das Gewicht des Beins ablegen können.
3. Wachsen Sie einatmend über sich hinaus, und legen Sie sich ausatmend mit langem Oberkörper aus den Hüftgelenken nach vorn über beide Beine. Das Becken bleibt gleichmäßig belastet. Verlängern Sie die Wirbelsäule vom Steißbein bis zum Scheitel, und schieben Sie das Brustbein weit nach vorn.

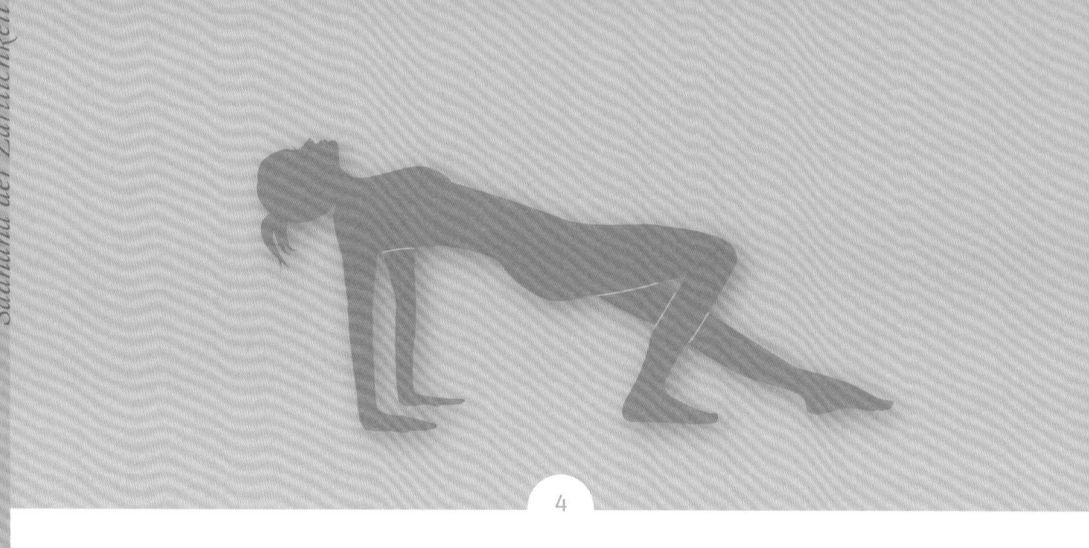

4

4 Mit der folgenden Ausatmung rollen Sie das Becken und lenken die Sitzbeinknochen in Richtung Boden. Richten Sie die Schultern senkrecht über dem Becken aus. Die Hände gleiten neben das Becken. Rollen Sie sich einatmend Wirbel für Wirbel auf. Stützen Sie die Hände hinter dem Becken auf. Die Fingerspitzen sind zum Körper ausgerichtet. Aktivieren Sie den Beckenboden, und heben Sie das Becken an, bis Schambein, Bauchnabel, Brustbein, Kinn und Stirn eine schräge Ebene bilden. Verteilen Sie das Körpergewicht gleichmäßig auf beide Hände und den rechten Fuß, und schieben Sie sich aus dem Schultergürtel nach oben.

5 Senken Sie ausatmend beide Sitzbeinknochen gefühlvoll zum Boden, und halten Sie die Länge im unteren Rücken.
Wiederholen Sie den Ablauf 3- bis 4-mal im Rhythmus Ihres Atems, und halten Sie dann den Kniekuss als *Asana* mehrere Atemzüge lang.

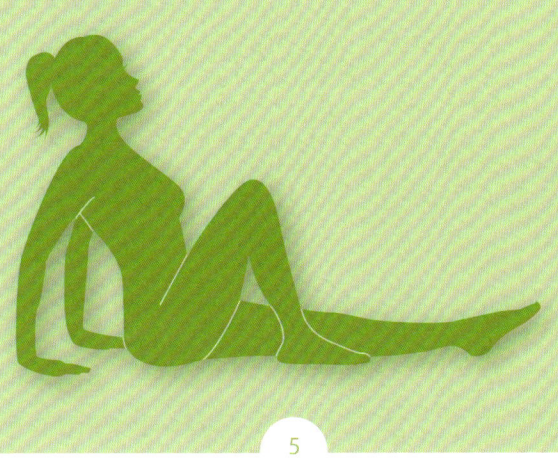

5

Beenden Sie die Sequenz mit rechts, und wiederholen Sie den gesamten Flow zur linken Seite.

Was Sie lernen können:

Um die Muskulatur optimal zu dehnen, muss der Körper gut ausgerichtet sein. Der Atem soll ungehemmt fließen, und die muskulären Strukturen sollen sich entspannen. Wenden Sie sich liebevoll Ihrem Körper zu, nehmen Sie sich an, wie Sie sind, mit einem »Kuss« als Ausdruck der Liebe und der Zuneigung. Fühlen Sie sich frei, gelassen und wohlwollend mit sich und Ihrer Umwelt verbunden.

Welche wohltuenden Effekte Sie erleben können:

Dehnt den Rücken sowie die hintere Oberschenkelmuskulatur des gestreckten Beins und weitet das Hüftgelenk auf der gebeugten Seite.

Zärtliche Umarmung

Der Kuhsitz – Gomukasana
Die Arme des Adlers – Garuda

Sadhana der Zärtlichkeit

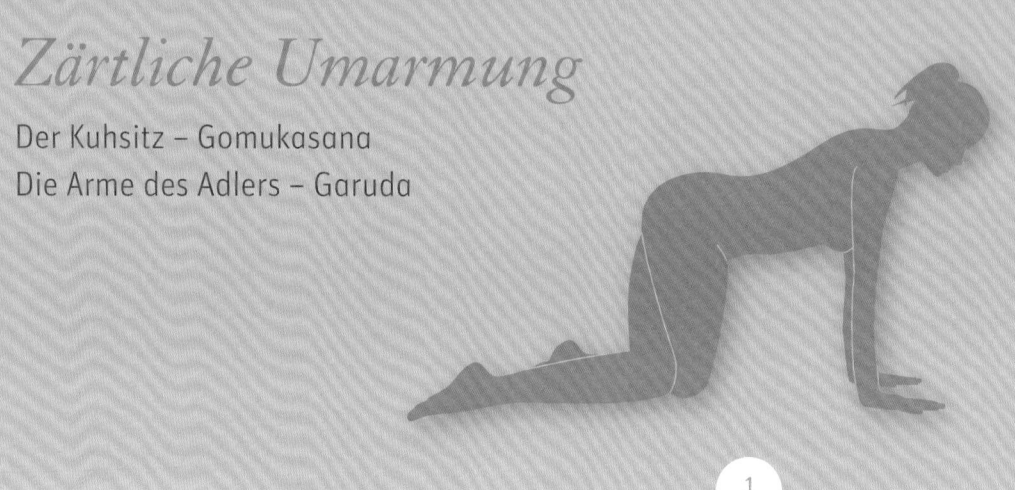

1

1. Legen Sie sich ein Kissen oder ein bis zwei Yoga-Klötze bereit. Beginnen Sie in der *Katzenposition*, kreuzen Sie das rechte Knie vor dem linken. Öffnen Sie die Unterschenkel leicht nach außen.

2. Schieben Sie das Becken zurück, und setzen Sie sich zwischen die Unterschenkel, eventuell auf ein Kissen oder die Yoga-Klötze. Beide Knie liegen direkt übereinander vor der Mittellinie des Körpers. Richten Sie langsam den Oberkörper auf, indem Sie das Becken in Richtung Boden sinken lassen, die Wirbelsäule aufrichten, die Schultern nach hinten und unten sinken lassen und den Kopf auf der Wirbelsäule ausbalancieren. Streben Sie mit dem Scheitel weit nach oben.

3. Kreuzen Sie den linken gebeugten Ellenbogen über den rechten vor dem Brustkorb. Schlingen Sie die Unterarme umeinander, bis sich die Handinnenflächen oder Handrücken berühren. Lassen Sie den Atem gelassen fließen. Die Schultern sinken nach hinten unten, gleichzeitig heben Sie

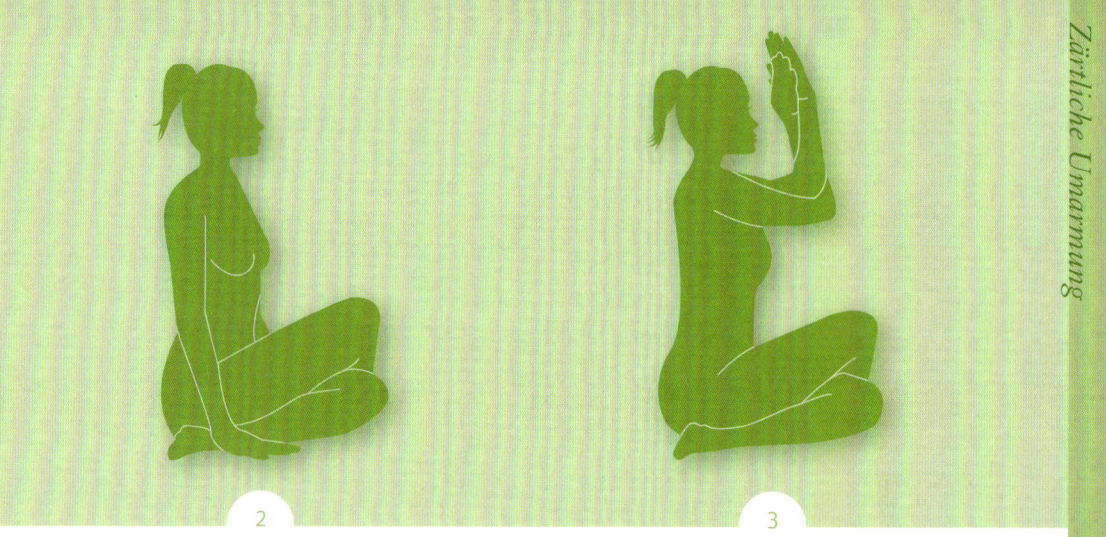

2 3

die Ellenbogen sanft an, um die Dehnung zu vertiefen. Um die Haltung zu verlassen, lösen Sie die Arme, verlagern den Oberkörper nach vorn in die *Katze,* wechseln die Beine und beginnen mit der linken Seite.

Was Sie lernen können:

Hände und Arme sind dem *Herz-Chakra* zugeordnet, denn der Tastsinn ist die entsprechende Sinnesfunktion. Die Hände – als sogenannte (Begreif-)Organe des Herzens – berühren und schenken Zärtlichkeit. Die Energie des Beckens mit dem Sitz des *Sakral-Chakras* bestimmt die lustvolle Vereinigung mit dem anderen Geschlecht, das Spiel der Erotik, Sinnlichkeit, Zärtlichkeit, aber insbesondere die Fähigkeit der Beziehung und der Hingabe, des Nehmens und Gebens.

Lassen Sie den Energien ihren Lauf, seien Sie zärtlich und liebevoll zu sich selbst sowie rücksichtsvoll und umsichtig zu anderen bzw. zu Ihrem Partner.

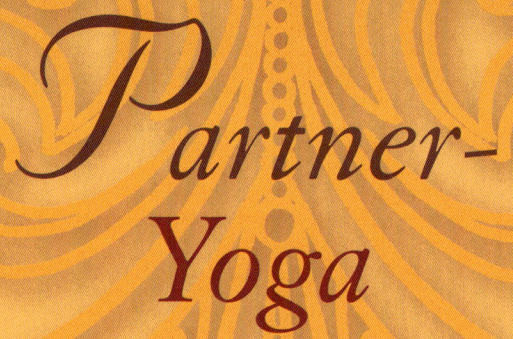

Partner-Yoga

»Liebe ist eine spirituelle Erfahrung,
  sie hat nichts mit dem Geschlecht zu tun,
sie hat nichts mit dem Körper zu tun –
  nur mit deinem Innersten selbst.«

(Osho)

»Yui« ist ein Wort aus dem Sanskrit und bedeutet »verbinden«. Yoga verbindet Körper und Geist, aber auch Mensch und Natur oder das Verständnis für sich selbst und die Welt. Das behutsame Arbeiten miteinander, das Meistern einer kniffligen Position im Teamwork stärkt das Gefühl für eine harmonische Gemeinschaft und unterstützt die eigene Balance.

Vertiefen Sie alle positiven Wirkungen der *Yoga-Sadhanas* im Gleichklang mit einem Partner oder einer Partnerin. Sich in einer Haltung mit dem Geliebten, einer Freundin oder einer Yoga-Kollegin zu verbinden, ermöglicht es, das Bewusstsein für Gemeinsamkeit zu entwickeln. Die Begegnung durch Atmung, die unterstützenden und leitenden Berührungen, aber auch der kreative und spielerische Umgang miteinander schaffen außergewöhnliche Verbindungen, denn wir erleben hautnah die Welt der Gemeinsamkeiten. Die Ausgewogenheit von Hingabe, Loslassen, Ausgleichen und Unterstützen lehrt uns, dass der enge Kontakt zum Menschen eine große Unterstützung sein kann. Wichtig ist, dass Sie sich Raum dafür schaffen, sich die Zeit nehmen und sich keinesfalls durch Ausreden ablenken lassen.

Drei Möglichkeiten zur gemeinsamen Einstimmung:
- Setzen Sie sich einander gegenüber, und beginnen Sie mit *Namaste*, wie im Kapitel »Sadhana des Mitgefühls« beschrieben **(siehe S. 30)**.
- Begeben Sie sich Rücken an Rücken in *Baddha Konasana*, den Schmetterlingssitz, und beginnen Sie mit einer stillen Meditation.
- Beginnen Sie mit der Atemberührung aus dem Kapitel »Sadhana der Zärtlichkeit« **(siehe S. 103)**.

Partner-Yoga

Sanftes Öffnen und Anlehnen
Dehnung über beide Beine – Pascimottanasana

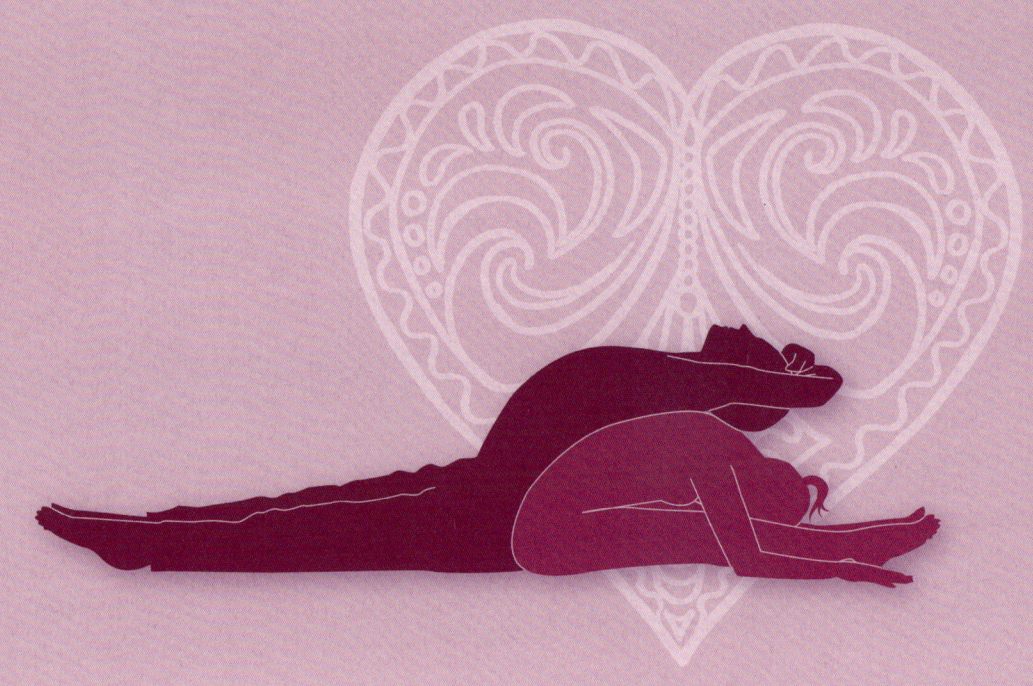

»Einheit entsteht, wenn alles Fühlen
und Denken zueinanderfindet.«

(Yoga-Sutra 1.2, nach R. Sriram)

1. Setzen Sie sich mit Ihrem Partner Rücken an Rücken. Stellen Sie die Füße in einer angenehmen Distanz vor dem Körper auf. Nehmen Sie die Berührung Ihrer Rücken vom Kreuzbein über die gesamte Länge vom Becken bis zum Kopf wahr.
2. Einatmend verlängern Sie sich gemeinsam nach oben.
3. Ausatmend neigt sich eine Person mit geradem Rücken aus den Hüftgelenken nach vorn über die gebeugten Beine.
4. Behutsam können Sie die Dehnung der Beine beim Vorbeugen steigern, indem Sie die Füße nach und nach weiter nach vorn gleiten lassen, bis Sie eine angenehme Dehnungsposition gefunden haben und sich entspannen können. Konzentrieren Sie sich auf den gleichmäßigen Fluss Ihrer Atmung.
5. Nun werden Sie behutsam in Ihrer Dehnung und der Verlängerung des Rückens unterstützt, indem sich die zweite Person sehr gefühlvoll zurückbeugt, Schultern und Kopf anlehnt und gleichzeitig beide Beine entspannt in die Streckung gleiten lässt **(siehe Abb.)**. Geben Sie sich ein Feedback wie »mehr Gewicht wäre angenehm« oder »die Dehnung ist für mich ausreichend«.
6. Synchronisieren Sie Ihre Atemzüge, und verweilen Sie 5 Atemzüge lang. Tauschen Sie dann die Rollen.

Was Sie lernen können:

Assistieren Sie sich bei der ruhigen Reise nach innen und dem entspannten Öffnen nach außen. Die Berührung und das Gewicht Ihres Partners lassen Sie tiefer sinken und die Reise nach innen antreten. Andererseits genießen Sie es, sich entspannt anzulehnen, um die Gefühlsseite Ihres Körpers zu weiten.

Partner-Yoga

Tanz zur Mitte
Drehung zueinander – Ardha Baddha

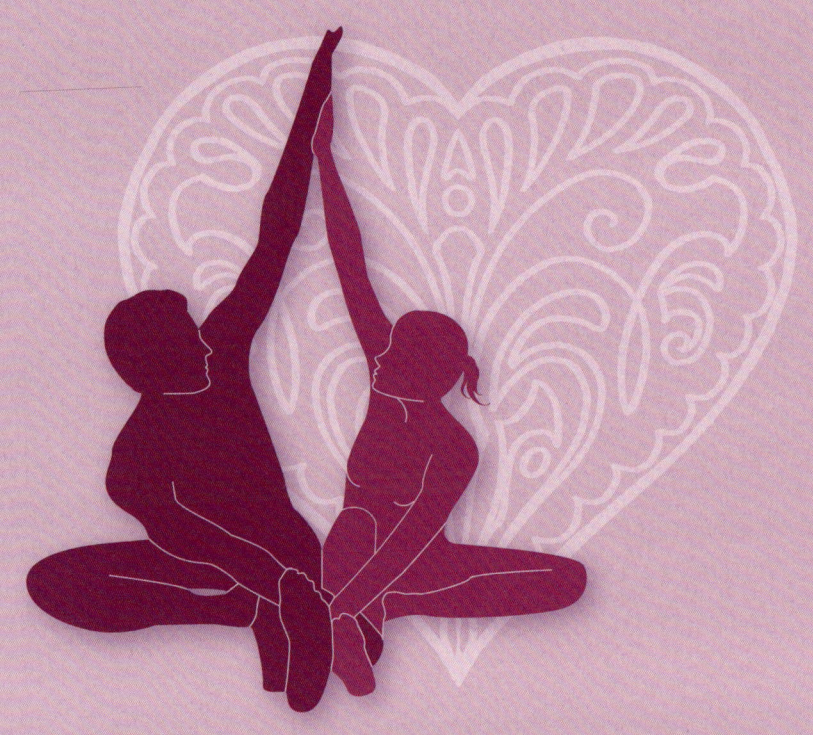

»*Es muss von Herzen kommen,
was auf Herzen wirken soll.*«

(J. W. von Goethe)

1. Setzen Sie sich aufrecht dicht nebeneinander. Die Beine an der Kontaktseite sind gestreckt und berühren sich vom Becken bis zum Fuß. Stellen Sie den äußeren Fuß auf, und lassen Sie das gebeugte Bein nach außen sinken. Die Fußsohle liegt eng an der Innenseite des gestreckten Beins. Sie können das gebeugte Bein mit einem Kissen unterlagern oder auch das Becken, um den aufrechten Sitz zu unterstützen.
2. Einatmend verlängern Sie die Wirbelsäule nach oben und strecken die Arme an der Kontaktseite senkrecht nach oben; die Handinnenflächen berühren sich.
3. Ausatmend drehen Sie sich aus der Länge der Wirbelsäule zueinander, umgreifen mit der äußeren Hand die Innenseite des Unterschenkels oder auch des Fußes Ihres Partners oder Ihrer Partnerin **(siehe Abb.)**.
4. Mit jeder der folgenden Einatmungen verlängern Sie langsam die Wirbelsäule und drehen sie ausatmend behutsam weiter zueinander.
5. Stimmen Sie Ihre Atemzüge aufeinander ab, 5 Atemzüge lang. Drehen Sie sich ausatmend zurück in die Ausgangsposition, und wiederholen Sie die Drehung zur anderen Seite.

Was Sie lernen können:

Gemeinsam hoch hinauszielen in einer stimulierenden Drehung der Lebensachse. Überflüssige Spannungen aus Rücken, Brustkorb, Beinen und Schultern herauslassen, um beide Körperseiten gleichwertig zu spüren, Gefühle in Fluss zu bringen und Weitblick zu entwickeln.

Partner-Yoga

In einem Boot

Boot Balance – Navasana Balance

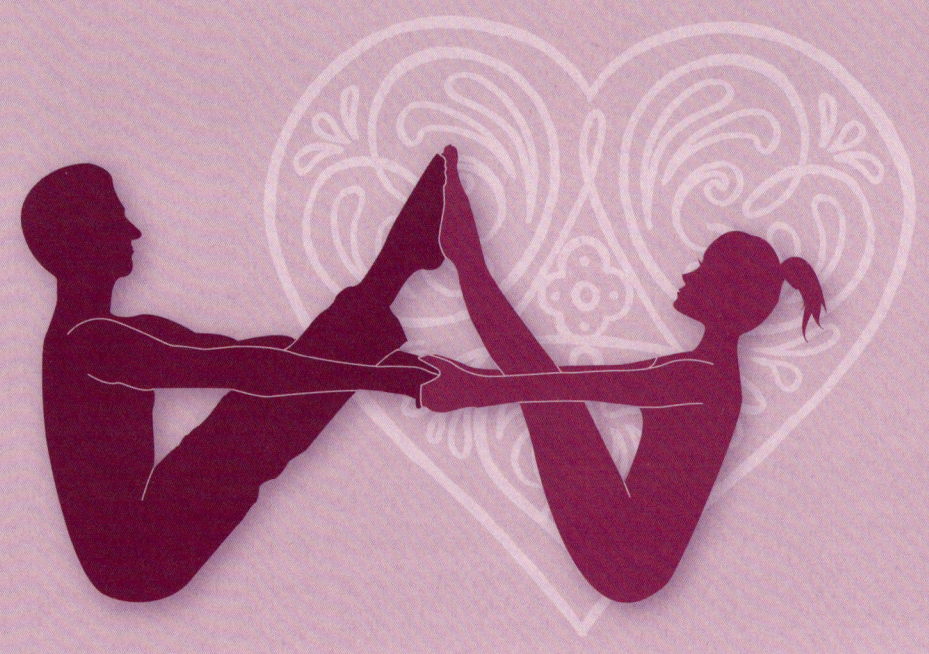

»Einheit lässt sich nicht erdenken oder erfühlen,
sondern nur übend erfahren.«

(Yoga-Sutra 1.1, nach R. Sriram)

1. Setzen Sie sich einander gegenüber, beide Füße aufgestellt, die Handgelenke umfassen sich. Verlagern Sie das Gewicht etwas hinter die beiden Sitzbeinknochen, und wachsen Sie gemeinsam von der Basis der Wirbelsäule über sich hinaus.
2. Richten Sie sich einatmend auf, ziehen Sie beide Sitzbeinknochen zueinander, und lenken Sie die Bauchdecke aktiv nach innen und oben.
3. Halten Sie sich gut fest, und legen Sie den Rücken gerade zurück, bis ein spürbarer Zug der Arme entsteht. Senken Sie beide Schulterblätter zum Becken.
4. Legen Sie eine Fußsohle aneinander, und strecken Sie das Bein nach oben. Halten Sie die Balance aus einem stabilen Körperzentrum.
5. Legen Sie den anderen Fuß aneinander, und verlängern Sie das Bein parallel zum anderen nach oben. Halten Sie den unteren Rücken aufgerichtet **(siehe Abb.)**.
6. Synchronisieren Sie die Atmung, und balancieren Sie 5 Atemzüge lang im gemeinsamen Boot.

Was Sie lernen können:

Schweigend schwimmend, sich gegenseitig spiegeln und dabei ausgeglichen sein. Im Hinduismus wird das Boot als Fahrzeug des Menschen zur Glückseligkeit angesehen. Gleichzeitig gilt es in anderen Kulturen als Symbol der Abenteuerlust und Freiheit. Grazil und aufgerichtet finden Sie gemeinsam die Balance, offen und zuversichtlich im Fluss zu agieren.

Welche wohltuenden Effekte Sie erleben können:

Kräftigt Rücken- und Bauchmuskulatur, schult das Gleichgewicht und die Fokussierung des Geistes.

Zwei Seiten – eine Schwingung

Das Eingangstor – Parighasana

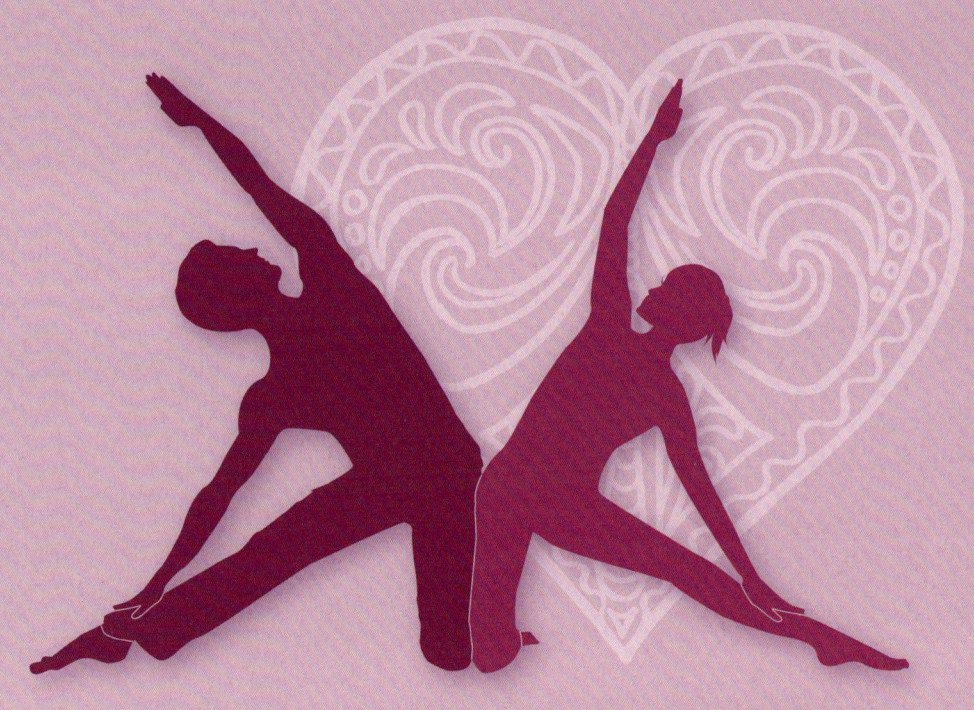

»Liebe drängt sich dem anderen nie auf. Liebe gibt Freiheit, und Freiheit ist nur möglich, wenn genug Raum zwischen euch ist.«

(Osho)

1. Knien Sie sich dicht nebeneinander, Oberschenkel und Hüfte berühren sich. Strecken Sie das jeweils äußere Bein zur Seite.
2. Verschränken Sie beide Hände in *Sampurna-Mudra* **(siehe S. 37)**, beide Zeigefinger sind gestreckt.
3. Einatmend heben Sie beide Arme über die vorderen Seiten an und drehen gleichzeitig das Bein vom Hüftgelenk aus, so dass das Knie nach oben zeigt, und strecken Sie den Fuß in Verlängerung des Beins.
4. Ausatmend neigen Sie sich im großen Bogen nach außen über das gestreckte Bein, während Bein und Becken in Kontakt bleiben. Lösen Sie die Hände, und legen Sie die untere Hand auf dem äußeren Bein ab **(siehe Abb.)**.
5. Schieben Sie in der Seitwärtsneige die untere Schulter etwas weiter nach vorn und die obere weiter zurück, um die Rotation im Brustkorb zu vertiefen, und entspannen Sie beide Schultern.
6. Wenden Sie den Blick unter dem Arm nach oben, stimmen Sie sich auf einen gleichmäßigen Atemzyklus ein, und verweilen Sie 5 Atemzüge lang in *Parighasana*. Abschließend richten Sie sich einatmend auf und wechseln die Seite.

Was Sie lernen können:

Miteinander verbunden sein, gemeinsam wachsen und sich in verschiedene Richtungen verlängern, vergleichbar mit Gras, Bergen und Himmel. Die Berge stehen den Wolken nicht im Weg, die Wolken behindern die Berge nicht. Alle in vollkommener Harmonie.

Welche wohltuenden Effekte Sie erleben können:

Dehnt alle seitlichen Muskeln, schult die Aufrichtung und Längsspannung der Wirbelsäule und entlastet die Muskulatur zwischen den Rippen. Aktiviert die Flankenatmung.

Partner-Yoga

Zu zweit baumstark

Der gemeinsame Baum – Vrksasana

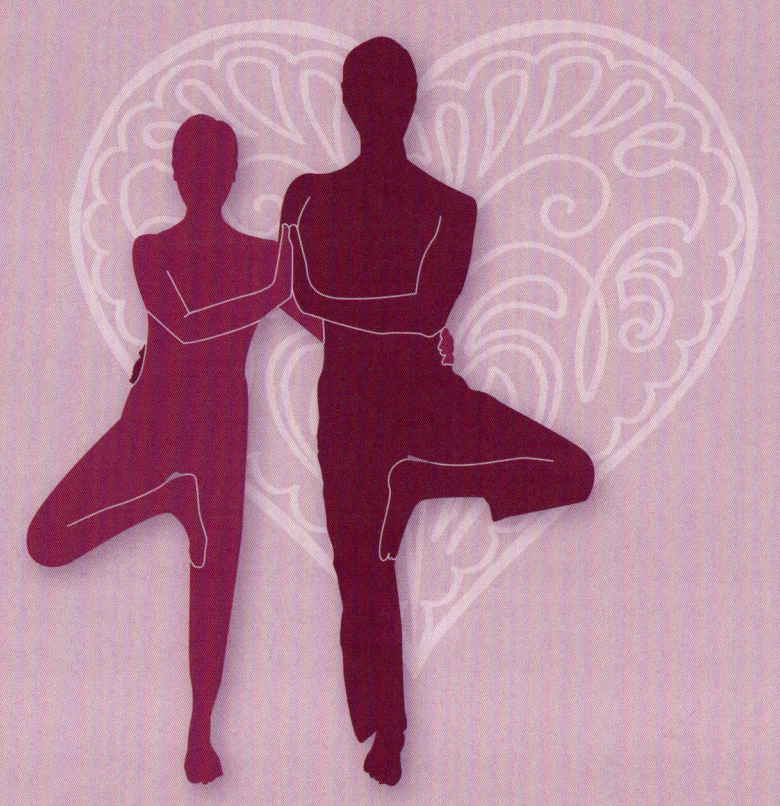

»Freundschaft braucht keine Worte.«

(Dag Hammarskjöld)

1. Stellen Sie sich seitlich eng zusammen. Verlagern Sie das Körpergewicht auf das Bein an der Kontaktseite, drehen Sie das äußere vom Hüftgelenk aus, und legen Sie den Fuß an den Knöchel, die Wade oder die Innenseite des Oberschenkels. Balancieren Sie beide Beckenseiten horizontal aus, wachsen Sie aus dem Standbein nach oben, und aktivieren Sie den Beckenboden.
2. Legen Sie den inneren Arm locker um die Taille Ihres Partners oder Ihrer Partnerin, und nehmen Sie bewusst die Unterstützung des Gleichgewichts wahr. Legen Sie die freien Hände vor dem Körper in *Anjali-Mudra* zusammen **(siehe Abb.)**.
3. Synchronisieren Sie den Atem, verweilen Sie 5 Atemzüge lang in dieser gemeinsamen Baumhaltung. Fokussieren Sie den Blick entspannt auf einen Punkt in Augenhöhe. Wachsen Sie jeweils einatmend in die Länge, wie der Baum zum Licht strebt.
4. Senken Sie, gemeinsam ausatmend, das äußere Bein, und wechseln Sie die Seite.

Was Sie lernen können:

Gemeinsam verschmelzen in der Umarmung – ausbalanciert in Hingabe und Konzentration. Nehmen Sie mit allen Sinnen die zarte Unterstützung der Balance wahr. Lassen Sie sich mehr und mehr auf einen gemeinsamen Atemrhythmus ein, und vertiefen Sie das Gefühl von Vertrauen und Stille.

Welche wohltuenden Effekte Sie erleben können:

Der einbeinige Stand schult das Gleichgewicht, die optimale Ausrichtung des Körpers sowie die Ansteuerung der aufrichtenden Muskulatur.

T wie Teamwork
Die Standwaage – Virabhadrasana 3

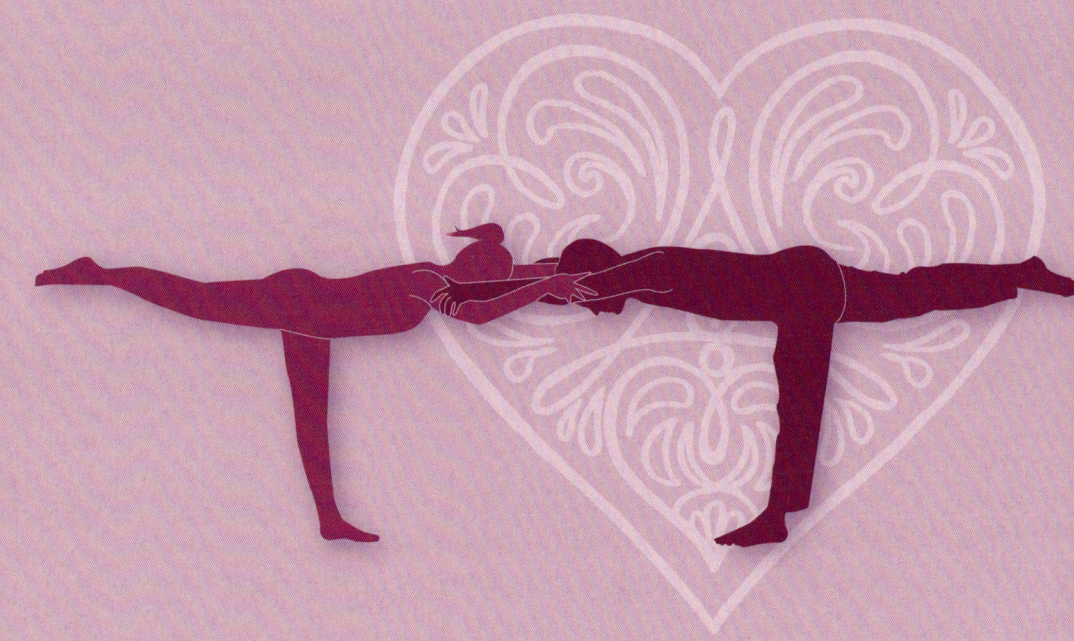

»Vergangene Liebe ist bloß Erinnerung.
Zukünftige Liebe ist ein Traum und ein Wunsch.
Nur in der Gegenwart, im Hier und Heute,
können wir wirklich lieben.«

(Gautama Buddha)

1. Stellen Sie sich einander gegenüber, beide Arme nach vorn ausgestreckt, so dass Sie die Oberarme Ihres Partners oder Ihrer Partnerin umfassen können.
2. Während Sie sich in die Augen schauen, gehen Sie jeder zwei kleine Schritte zurück.
3. Verlagern Sie das Gewicht auf das linke Bein, halten Sie das Becken parallel, aktivieren Sie den Beckenboden.
4. Legen Sie sich mit geradem Oberkörper aus den Hüftgelenken nach vorn, und heben Sie das rechte Bein gleichzeitig nach hinten an.
5. Halten Sie beide Beckenkammknochen horizontal ausgerichtet, und dehnen Sie sich in beide Richtungen, bis beide angehobenen Beine, die Oberkörper und die Arme sich in einer Waagerechten befinden **(siehe Abb.)**.
6. Halten Sie die doppelte Standwaage für 5 aufeinander abgestimmte Atemzüge. Lassen Sie das Bein sinken, lösen Sie die Arme, und richten Sie den Oberkörper auf. Wiederholen Sie das Teamwork zur anderen Seite.

Was Sie lernen können:

Sich selbst und den anderen finden – zueinander stehen, sich gemeinsam zentrieren und ein gemeinsames Ziel fokussieren. Balancieren Sie sich im Geben und im Nehmen aus. Wie viel Unterstützung können Sie geben, um selbst im Gleichgewicht zu bleiben? Wie viel Halt benötigen Sie als Team?

Welche wohltuenden Effekte Sie erleben können:

Stärkt die gesamte Muskulatur, die den Körper stabilisiert, schult das Gleichgewicht, fördert Konzentration sowie Ruhe und geistige Klarheit.

Partner-Yoga

Vertrauensvolles Anlehnen
Dreieck Rücken an Rücken – Trikonasana

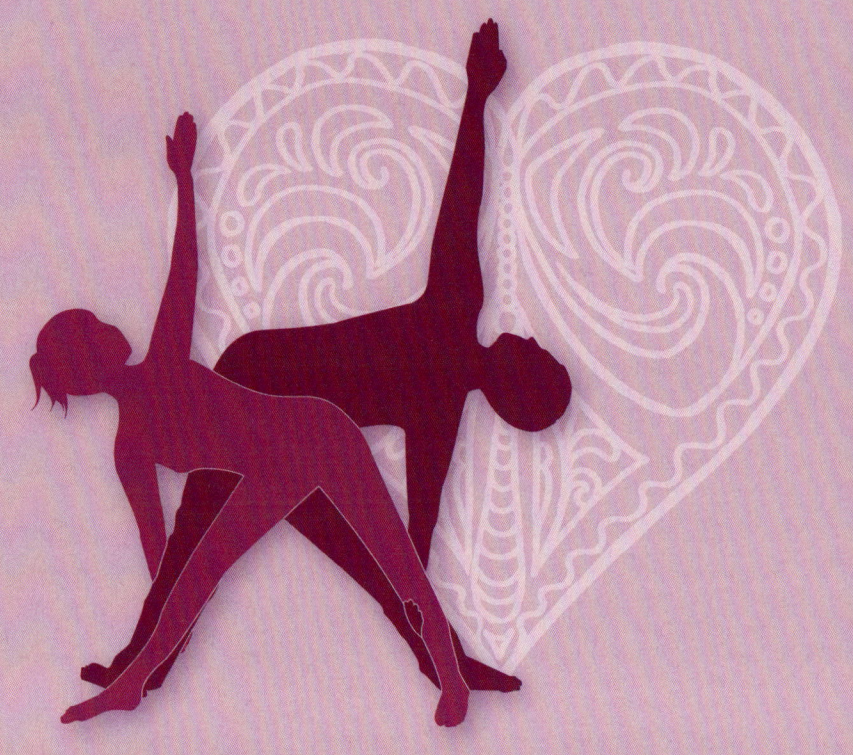

»Ausdehnung bedeutet Leben, Liebe ist Ausdehnung.
Liebe ist somit das einzige Gesetz des Lebens. Wer liebt, der lebt.«

(Swami Vivekananda)

1. Stellen Sie sich Rücken an Rücken in eine weite Grätsche. Beugen Sie das rechte Knie leicht, drehen Sie die Ferse nach innen, dann auf der Ferse die Fußspitze nach außen und abschließend die linke Ferse leicht nach außen.
2. Nehmen Sie die Berührung der Beckenrückseite wahr. Lenken Sie beide Sitzbeinknochen in Richtung Boden, den Scheitel nach oben, und verlängern Sie die Wirbelsäule. Breiten Sie beide Arme zur Seite weit aus.
3. Ausatmend schieben Sie das Becken zur linken Seite und die Fingerspitzen der rechten Hand mehr und mehr nach rechts. Verlängern Sie die Wirbelsäule über das rechte Bein, beide Taillen bleiben ausgeglichen. Zur Stabilisierung lenken Sie die Bauchdecke nach innen in Richtung Wirbelsäule. Lassen Sie jeweils ein Dreieck zwischen den gegrätschten Beinen, dem Oberkörper und dem rechten Bein sowie dem Oberkörper und den Armen entstehen. Belasten Sie beide Füße gleichmäßig auf Groß- und Kleinzehballen und der Außenseite der Ferse.
4. Umfassen Sie mit der rechten Hand das linke Knie, die Unterschenkel oder den Knöchel Ihres Partners, und richten Sie den Blick nach oben **(siehe Abb.)**. Halten Sie *Trikonasana* für 5 gemeinsame vollständige Atemzüge, und verlängern Sie mit jeder Einatmung die Wirbelsäule, indem Sie Scheitel und Becken mehr und mehr voneinander wegdehnen. Richten Sie sich dann einatmend auf, drehen Sie die rechte Fußspitze nach vorn, und wechseln Sie die Seite.

Was Sie lernen können:

Gemeinsam den Punkt der Balance entdecken, vertrauensvoll anlehnen, um sich der Einheit der Dehnung hinzugeben. Stärken Sie sich gegenseitig den Rücken, halten Sie sich den Nacken frei, um gemeinsam Himmel (Raum der Träume und der Wünsche) und Erde (die nötige Basis zur Verwirklichung der Visionen) zu verbinden.

Partner-Yoga

Zusammenstehen

Pyramide – Padottanasana

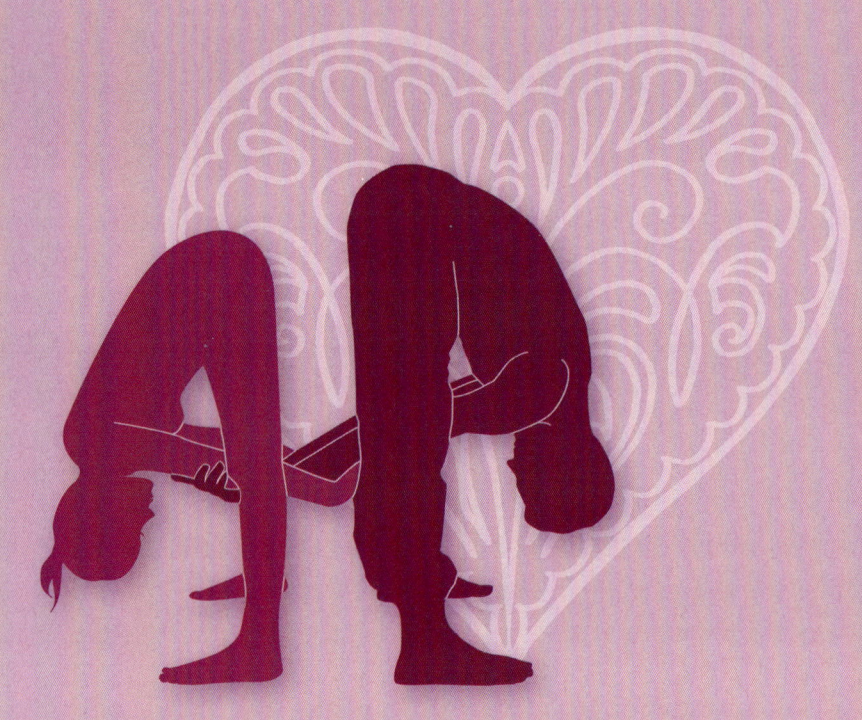

»Verbunden werden auch die Schwachen mächtig.«

(Friedrich Schiller)

1. Im Stand Rücken an Rücken, etwa eine Schrittlänge voneinander entfernt, öffnen Sie die Beine in eine sehr weite Grätsche. Beide Füße sind gleichmäßig im »Drei-Punkte-Stand« parallel ausgerichtet und belastet.
2. Schieben Sie das Becken zurück, und legen Sie sich mit langem Rücken aus den Hüftgelenken nach vorn. Um die Länge des Rückens vom Kopf bis zum Becken aufrechtzuerhalten, können Sie beide Knie leicht beugen.
3. Umfassen Sie gegenseitig die Unterarme zwischen den Beinen. Entspannen Sie Gesicht und Nacken, und streben Sie mit dem Scheitel zur Erde, mit den Sitzbeinknochen zum Himmel. Die Beine sind senkrecht ausgerichtet **(siehe Abb.)**.
4. Entspannen Sie gemeinsam in die Atmung hinein. Verweilen Sie in der Dehnung 5 Atemzüge lang. Lösen Sie dann die Hände, beugen Sie beide Knie, und rollen Sie sich Wirbel für Wirbel auf in den Stand.

Was Sie lernen können:

Standfestigkeit finden und aus dieser Verwurzelung gegenseitig ein tiefes Öffnen und Verlängern erfahren. Richten Sie sich in einer für beide angenehmen Position aus, und entwickeln Sie die Feinfühligkeit, sich nicht von jedem Sturm umwerfen zu lassen und im richtigen Moment nachzugeben oder festzuhalten.

Welche wohltuenden Effekte Sie erleben können:

Dehnt die rückwärtige Beinmuskulatur. Sanfte Umkehrhaltungen fördern die Gehirndurchblutung und Kopfentspannung. Beruhigt und klärt den Geist.

Als Duo auf den Kopf gestellt

Der Hund, der nach unten schaut – Adho mukha svanasana

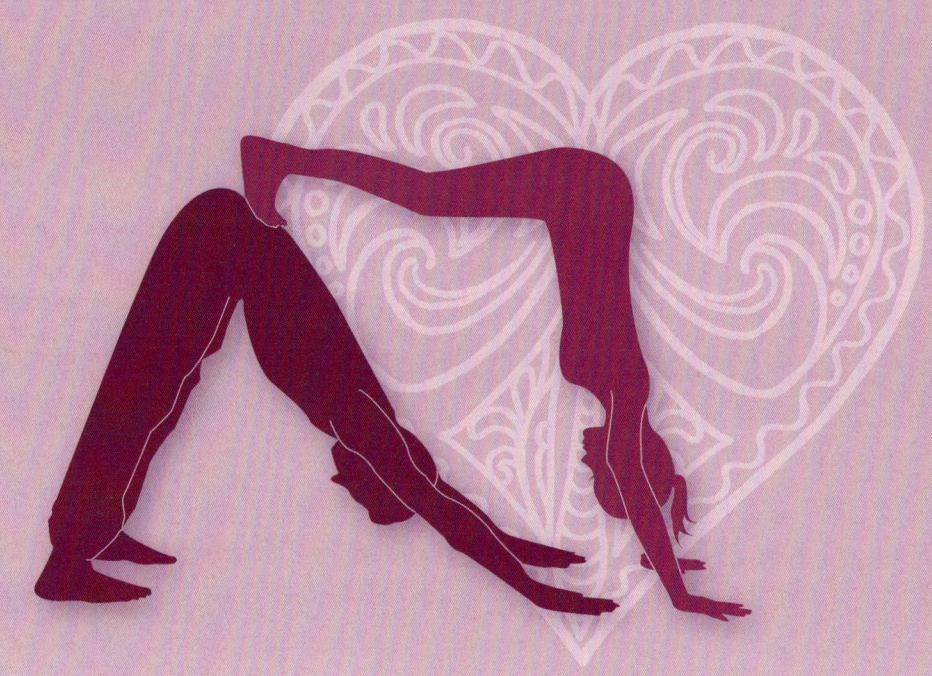

»*Das wertvollste Gut*
und die größte Freude bestehen darin,
dass du jetzt zu diesem Zeitpunkt hier bist.«

(Yogi Bhajan)

1. Einer von Ihnen beginnt im Vierfüßlerstand, die Knie etwas hinter dem Becken ausgerichtet, beide Füße aufgestellt, die Finger gefächert, beide Mittelfinger nach vorn ausgerichtet.
2. Lösen Sie ausatmend beide Knie vom Boden, schieben Sie das Becken spitz nach oben. Bei leicht gebeugten Knien dehnen Sie den Oberkörper in Richtung Beine. Schieben Sie beide Schulterblätter in Richtung Becken, um einen weiten Abstand zwischen Ohren und Schultern zu erreichen. Drücken Sie sich auf der ganzen Handfläche gleichmäßig nach oben. Bleibt Ihr Rücken lang und sind beide Sitzbeinknochen nach oben ausgerichtet, strecken Sie die Beine und dehnen die Fersen zum Boden.
3. Der Partner steht in einer kleinen Schrittposition zwischen den stützenden Händen und legt nun beide Hände auf das Kreuzbein. Schieben Sie das Becken nach oben, um die Dehnung im unteren Rücken zu unterstützen.
4. Lösen Sie behutsam die Hände, drehen Sie sich um 180 Grad. Kommen Sie vor Ihrem Partner oder Ihrer Partnerin in eine Vierfüßlerposition mit weit geöffneten Beinen, und stellen Sie dann behutsam einen Fuß nach dem anderen mit den Fußballen an das Kreuzbein Ihres Partners. Beide Arme sind senkrecht, die Schultern weit distanziert von den Ohren, beide Beine waagerecht. Lenken Sie behutsam das Becken mit den Fußballen nach oben **(siehe Abb.)**.
5. Verweilen Sie gemeinsam 5 Atemzüge lang im »Doppelten Hund«. Lösen Sie dann zunächst behutsam die Füße vom Becken. Kommen Sie beide zurück in den Vierfüßlerstand, und tauschen Sie die Rollen.

Was Sie lernen können:

Dem Partner das volle Vertrauen schenken, um aufeinander aufzubauen. Gefühl und Maß für den Körper und eine gemeinsame Balance entwickeln.

Partner-Yoga

Liebe beflügelt
Kobra – Bhujangasana

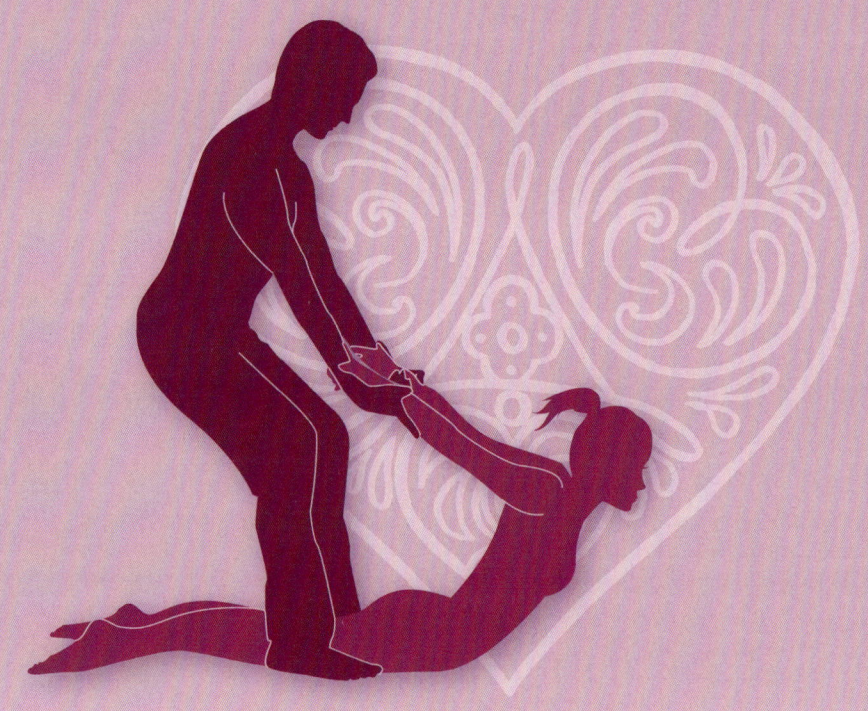

»Der Yogi erkennt sich selbst im Herzen aller Wesen
und alle Wesen in seinem Herzen.«

(Bhagavad Gita)

1. Einer von beiden legt sich auf den Bauch. Lassen Sie beide Leisten tief in die Matte sinken, geben Sie das gesamte Gewicht der Beine an die Unterlage ab. Schieben Sie beide Sitzbeinknochen in Richtung Fersen, um den unteren Rücken zu verlängern.
2. Einatmend heben Sie Brustbein, Schultern und Stirn nach vorn oben an. Strecken Sie beide Arme nach hinten aus. Die Handinnenflächen zeigen zueinander. Der Kopf bleibt in Verlängerung des Rückens.
3. Der Partner steht hinter Ihnen, die Füße jeweils außen an den Oberschenkeln, beide Beine gebeugt, Schultern senkrecht über dem Becken ausgerichtet. Umgreifen Sie die Unterarme, und vertiefen Sie sehr behutsam die Dehnung Ihres Partners **(siehe Abb.)**.
4. Stimmen Sie Ihre Atmung aufeinander ein. Verweilen Sie 5 Atemzüge lang, und atmen Sie jeweils doppelt so lang aus wie ein. Um die Haltung zu verlassen, lassen Sie sich langsam wieder in die Bauchlage sinken. Tauschen Sie die Rollen.

Was Sie lernen können:

Manchmal reicht die eigene Tatkraft nicht aus. Doch Liebe beflügelt. Nicht alle Flügel sind gleich, Wachsen braucht seine Zeit. Wer's nicht wagt, bleibt stehen. Die Flügel wachsen im Flug.

Welche wohltuenden Effekte Sie erleben können:

Dehnt die Brustmuskulatur, kräftigt die aufrichtende Rückenmuskulatur und schenkt Weite im Herzraum.

Register

Achtsamkeit 7, 11 f., 101
Anjali 104
Archetypenlehre 61
Asanas, siehe Yoga-Übungen
Atman 8, 85
Atem, Atemübung: siehe
  Yoga-Atmung

Beckenboden 63
Beziehungen 7, 61, 101
Bhakti 85
Bhavana 29
- Karuna-Bhavana 29
Buddhismus 8, 11, 29, 105

Chakra
- Ājñā-Chakra 105
- Flowing-Lotos 106
- Muladhara-Chakra 65
- Wurzel-Chakra s. Muladhara-Chakra
- zweites 73
Christentum 29

Geduld 7
Gefühle 8
Grußgeste (Namaste) 30 f.

Hamso 71
Hände 103
Hatha-Yoga 8 f., 15

Herz 75
Herzraum 85
Hinduismus 8, 125

Kama 61
Kundalini-Yoga 16
Kunst 87

Liebe 7, 9, 11, 75
- Kraft der 6 ff.
Lotos 104
Lust 61

Mantra 16 f.
Meditation 8, 11
Mitgefühl 8 f., 29
Moksha 61
Mond-Energie 9
Mudra 16 f.
- Anjali-Mudra 31, 104
- Lotos 105
- Lotos vor dem dritten Auge 105
- Mudra-Flow (Hasta Mudra Karana) 104 ff.
- Om-Mudra 16 f.,
- Puspaputa-Mudra 106 f.
- Sampurna-Mudra 37
- Trikona-Mudra 51

Namaste-Geste, siehe Grußgeste
Natya Shastra 87

Partner-Yoga 118 f.
Prana 71

Sadhana
- der Achtsamkeit 10 ff.
- der Freude 42 ff.
- der Liebe 74 ff.
- der Lust 60 ff.
- der Sinnlichkeit 86 ff.
- der Zärtlichkeit 100 ff.
- des Mitgefühls 28 ff.
Schwingungen 15, 75, 101
Sexualität 61, 87
Shakti 8 f., 61
Shiva 8 f., 61
Sinnlichkeit 87
Sonnen-Energie 9
Sonnengruß 46 ff.
- Überblick 58 f.
Sthira 33
Sukha 33

Tantrismus 8
Therapien 11

Verständnis 7

Yoga-Atmung
- Atemberührung 103
- Atemerlebnis 45
- Atmung bis tief in das Becken 63
- Der kosmische Atem 89
- Sanfte Berührung des Herzens 77
- Tönen – Vokalatmung 14 f.
Yoga-Flow 101

Yoga-Meditationen
- Licht-Meditation über tiefe Gefühle 102
- Meditation der Achtsamkeit 13
- Meditation der Herzenswärme 76 f.
- Meditation über sinnliche Gefühle 88
- Meditation über den Partner/die Partnerin 62
- Meditation zur Freude 44 f.

Yoga-Übungen (Asanas)
- Arme des Adlers (Garuda) 116 f.
- Besinnung auf liebevolle Schwingungen 84 f.
- Boot Balance (Navasana Balance) 124 f.
- Dehnung über beide Beine (Pascimottasana) 120 f.
- Drehung zueinander (Ardha Baddha) 122 f.
- Dreieck Rücken an Rücken (Trikonasana) 132 f.
- Eingangstor (Parighasana) 126 f.
- Extended Mountain (Parvatasana) 68 ff.
- Gedrehte Bauchposition (Jathara Parivartanasana) 98 f.
- Gedrehte Winkelhaltung (Parivrtta Parsvakonasana) 34 f.
- Gedrehter Schneidersitz (Parivrtta Siddhasana) 18 f.
- Gemeinsamer Baum (Vkrsasana) 128 f.
- Halbmond (Ardha Chandrasana) 40 f.
- Haltung des Helden (Virabhadrasana II) 36 ff.
- Hund, der nach unten schaut (Adho mukha svanasana) 136 f.
- Inverted Rolls 22 ff.
- Katze (Cakravakasana) 96 f.
- Kindeshaltung (Garbhasana) 20 f., 82 f.
- Kniekuss (Janu Sirsasana) 112 ff.
- Kobra (Bhujangasana) 138 f.
- Kraftvolle Haltung (Utkatasana) 32 f.
- Kuhsitz (Gomukasana) 116 f.
- Liegende Winkelhaltung an der Wand (Supta Konasana) 72 f.
- Lotos-Vorbereitung 92 f.
- Namaste 30 f.
- Pyramide (Padottanasana) 134 f.
- Rückenrollen 90 f.
- Schmetterlingssitz (Baddha Konasana) 64 f.
- Schulterbrücke (Setu Bandha) 80 f.
- Schulterdehnung 108 f.
- Schulter-Uhr 94 f.
- Seitliche Heldenposition (Parsvakonasana) 36 ff.
- Seitstütz (Vasishtasana) 96 f.
- Sonnengruß (Surya Namaskara) 46 ff.
  - Cat (Cakravakasana) 50, 51, 53, 54
  - Cat Bow 1 52
  - Cat Bow 2 54
  - Cat Tuck (Cakravakasana) 50
  - Child 2 (Garbhasana) 51, 55
  - Earthtouch (Uttanasana) 47 f., 56
  - Mountain (Parvatasana) 49 f., 53
  - Natural Seat (Vajrasana) 51, 52
  - Runner (Ausfallschritt) 48 f., 55 f.
  - Standing (Samasthiti) 46, 57
  - Upward Salute (Urdhva Hastasana) 47, 57
- Sphinx 78 f.
- Standwaage (Virabhadrasana 3) 130 f.
- Swan (Hamsasana) 68 ff.
- Toe Balance (Merudandrasana) 110 f.
- Unterstützter Schulterstand (Salamba Sarvangasana) 26 f.
- Wiegen-Dehnung (Cradle-Stretch) 66 f.

Impressum

Bibliografische Information der Deutschen Nationalbibliothek

Die Deutsche Nationalbibliothek verzeichnet diese Publikation in der Deutschen Nationalbibliografie; detaillierte bibliografische Daten sind im Internet über http://dnb.d-nb.de abrufbar.

© 2008 Knaur Ratgeber Verlag
Ein Unternehmen der Droemerschen Verlagsanstalt Th. Knaur Nachf. GmbH & Co. KG, München
Alle Rechte vorbehalten.

Das Werk einschließlich aller seiner Teile ist urheberrechtlich geschützt.
Jede Verwertung außerhalb des Urhebergesetzes ist ohne Zustimmung des Verlages unzulässig und strafbar. Das gilt insbesondere für Vervielfältigungen, Übersetzungen, Mikroverfilmungen und die Einspeicherung und Verarbeitung in elektronischen Systemen.

Es ist deshalb nicht gestattet, Abbildungen dieses Buches zu scannen, in PCs oder auf CDs zu speichern oder in Computern zu verändern oder einzeln und zusammen mit anderen Bildvorlagen zu manipulieren, es sei denn mit schriftlicher Genehmigung des Verlages.
Bei der Anwendung in Beratungsgesprächen, im Unterricht und in Kursen ist auf dieses Buch hinzuweisen.

Wichtiger Hinweis

Die im Buch veröffentlichten Ratschläge wurden von Verfasserin und Verlag mit größter Sorgfalt erarbeitet und geprüft. Eine Garantie kann jedoch nicht übernommen werden. Ebenso ist eine Haftung der Verfasserin bzw. des Verlages und seiner Beauftragten für Personen-, Sach- oder Vermögensschäden ausgeschlossen.

Bildnachweis

Illustrationen: Alle Übungsillustrationen stammen von Nina Rode, Hamburg

Projektleitung und Redaktion: Bettina Huber
Bildredaktion: Sylvie Busche (Ltg.), Markus Röleke
Herstellung, Layout und Satz: Veronika Preisler
Umschlaggestaltung: griesbeckdesign, München
Reproduktion: Repro Ludwig, A-Zell am See
Druck und Bindung: Offizin Andersen Nexö, Leipzig

Printed in Germany

ISBN 978-3-426-64534-5

5 4 3 2 1

Weitere Titel aus den Themenbereichen Gesundheit, Wellness und Fitness finden Sie unter: **www.wohl-fit.de**

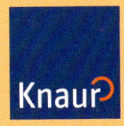

Gedanken **ruhen lassen,**
Kraft **schöpfen**

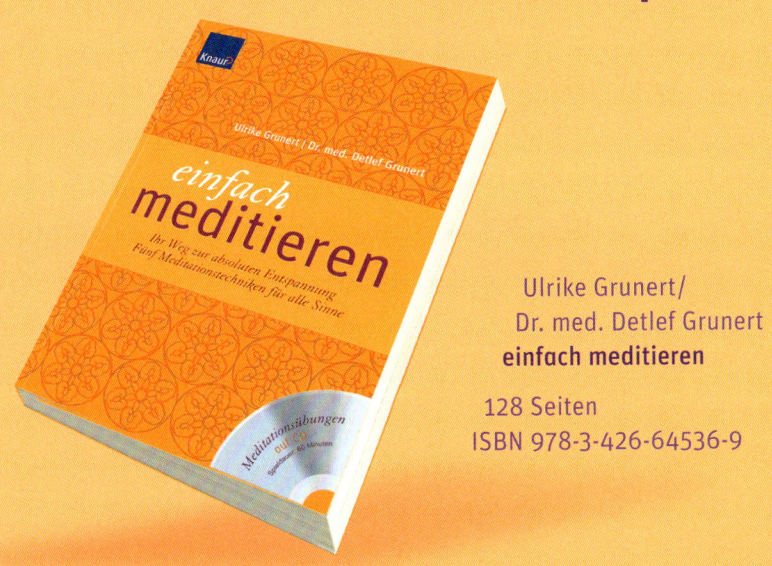

Ulrike Grunert/
Dr. med. Detlef Grunert
einfach meditieren

128 Seiten
ISBN 978-3-426-64536-9

Körper und **Seele** entspannen, mit **Gelassenheit** klare Entscheidungen treffen, durch **Konzentration** den Geist schärfen und jeden Tag **voller Energie** erleben – Meditation ist das beste Mittel dazu.

www.knaur-ratgeber.de

So üben Sie »Yoga des Herzens« mit der CD

Auf dieser CD finden Sie ein Sadhana des Herzens (Dauer 1 Std.), mit dem Sie Ihre Atemräume erforschen können und sich mit Hilfe der *Asanas* öffnen für ein neues Körperbewusstsein. Zum Ausklang genießen Sie dann eine geführte Meditation. Wenn Sie nur wenig Zeit haben, können Sie die *Asanas* auch einzeln anwählen.

Schauen Sie sich zunächst alle Zeichnungen der *Asanas* und die Beschreibung im Buch genau an. Wählen Sie dann einen ruhigen, warmen Platz für Ihre rutschfeste Yoga-Matte, an dem Sie sich wohlfühlen, der Ihre Sinne belebt. Eine angenehme Yoga-Kleidung, die Ihnen viel Bewegungsfreiheit lässt, Sie angemessen wärmt und in keiner Bewegung behindert, ist eine weitere wichtige Voraussetzung, um achtsam und gefühlvoll mit dem Körper umzugehen, konsequent alle Ihre Sinne nach innen zu lenken und meditativ in das Sadhana einzutauchen.

Legen Sie sich zwei kleine Kissen, eine Decke und zwei Yoga-Klötze zu Ihrer Yoga-Matte, so dass Sie ohne Einschränkung des Bewegungsflusses diese hilfreichen Unterstützungen griffbereit haben.